人材がカギ！

歯科医院の成長戦略

●監修

菊島 大輔

照山 裕子

戸原　玄

一般財団法人 口腔保健協会

はじめに

「歯科衛生士さんが全然採用できないんだよ，どうしてる？」

最近，開業医仲間でよく交わされている会話です．その一方で，社労士の友人からは「医療業界は結構ブラックなところが多くて驚くなあ」といわれます．歯科医院の向かうべき方向は，このギャップを埋める努力をすること以外にはないと考えています．「患者さんの健康実現のためだけを考えていても歯科医院は発展しない時代になっている」との認識が必要でしょう．

例えば「給与未払い，残業代がつかない，賞与の基準が曖昧，または院長（または責任者）の好き嫌いで決まる，有休制度がない，有休制度はあるけど実際にとれる日がない，出産したらやめなきゃいけない雰囲気がある，患者さんの前で怒鳴られる，先輩に挨拶しても無視される，教えてくれない，患者さんへの態度がひどい」，このような状況で歯科衛生士を新規に採用して迎え入れるのは，非常に厳しいといわざるを得ません．また，入ったとしても定着しないことも多くあります．現スタッフも院長に対しての信用負債が貯まってくると，本音すら話してくれなくなります．

さて，私自身も歯科医院を運営しておりますが，皆さんと同じく非常に苦戦しています．辞めてほしくない歯科衛生士が退職してしまったり，ずっとアシストしていてくれた歯科助手が「先生と働きたくないから，辞めまーす」といい残して，ボーナスとともに辞めてしまったり．新規採用した歯科助手が１日で辞めたり，３日で辞めたり，受付スタッフが足りずに，歯科衛生士に受付を担当してもらったり，いろいろなことがあったから，専門家の方々の力を借りながら，徐々に体制を整えてく

iii

ることができました．それでも慢性的なスタッフ不足です．そう，体制が整うには時間がかかるのです．それでもそこに着手していない歯科医院と着手し始めて苦労しながらも改善していっている歯科医院とは，大きな差が出てくると信じています．

皆さんの歯科医院の現状はどのような状態ですか？

把握のためのチェック項目を挙げておきます．採用から退職までの各段階で具体的に，以下の問いにしっかりと答えられるでしょうか？

1．求人
①魅力のある求人条件を提示できているか
②歯科医院の理念や特徴は何か
③研修制度はどのようなものか
④見学手順は提示できるか
⑤リファラル採用の仕組みはあるか

2．採用
①雇用契約書を取り交わしているか
②就業規則があり，スタッフがいつでも閲覧できるか
③緊急連絡はいつ誰にどんな方法でするのか
④条件等の食い違いを相談できるか

3．定着
①スタッフ同士のコミュニケーションを取れる仕組みがあるか
②困ったことを相談する時は誰にいえばいいのか
③定期的に院長（担当者）と話をする時間はあるか
④最初の半年で期待するのはどのようなことか

4．成長

①新人研修制度はどのようなものか

②院内研修制度はどのようなものか

③外部研修 (セミナー，学会等) 参加制度はどのようなものか

④業務や診療の質問をするのは，いつ誰にどのようにするのか

5．評価

①評価基準は明確か

②昇給，賞与基準は明確か

③裁量権と責任の範囲は明確か

④評価者は誰か

⑤各期間の歯科医院の目標は何で，個人の目標との関連はどのようなものか

6．退職

①友好な関係が続けられるか

②有給休暇の消化はできているか

③ネガティブな退職理由を次に活かすための行動ができているか

④ポジティブな退職理由を何らかの形で支援できているか

いかがだったでしょうか？もちろんこの他に院長の患者さんへの思い，勉強する姿勢等いろいろなことが医院運営にはかかわってきます．まずは第1章で，中小企業診断士の視点から歯科医院運営と歯科衛生士について用語を確認しながら読み進めてください．次の第2章は歯科衛生士学校の講師経験を踏まえて，歯科衛生士（または学生）のリアルな姿を再認識してもらい，第3章で求人マッチングサービスの現場においては何が重要か，第4章では長くこの業界に身を置きコミットしている

v

歯科衛生士から長期勤務しているホンネや理由を探っていただきたいと思います．第5章では超高齢社会における歯科衛生士の新しい働き方の一例を示します．最後の第6章はまとめとして一般企業と医療の両側面からの提言で締めくくろうと思います．

　また，マーカーで表記した単語は本書籍のキーワードとして，読み進めていただければと思います．キーワードは，巻末に索引として掲載されていますので，キーワードから本文に戻ることもできます．

　　　2024年11月　　　　　　　　　　　　　　　　　　菊島　大輔

目　次

第1章　歯科衛生士の採用が困難な時代に院長が取り組むべきこと　（鈴木　順）

① はじめに ……………………………………………………………… 2
② 歯科医院の収益モデルの変遷 …………………………………… 2
③ 歯科衛生士が多く在籍する歯科医院とは ……………………… 4
④ 歯科衛生士が活躍する歯科医院づくり ………………………… 16
⑤ 職場問題の解決 …………………………………………………… 19
⑥ 適正な人件費と利益について …………………………………… 24
⑦ 歯科衛生士のホンネをもとに変革する必要性 ………………… 30

第2章　知ってほしい，私たちが働きたいと思う歯科医院　（鯉江夏美）

① 学生，新卒者，既卒者の心理的変化の傾向 ………………… 35
② なんとなく歯科衛生士 …………………………………………… 46
③ 今どきの歯科衛生士 ……………………………………………… 48
④ 募集と定着 ………………………………………………………… 49
⑤ 私たちが働きたい歯科医院 ……………………………………… 55

第3章　求職者に選ばれる歯科医院とは　（織田豊久）

① 求人のポイント …………………………………………………… 58
② 採用のポイント …………………………………………………… 63
③ まとめ ……………………………………………………………… 69

vii

第4章　歯科衛生士のホンネ

Case 1　歯科衛生士と私　　　　　　　　　　　（菊池晴香）

❶ 自己紹介 ……………………………………………………… 72
❷ 退職を考えたエピソード ………………………………… 72
❸ 現在の勤務 …………………………………………………… 76
❹ 今後の展望 …………………………………………………… 78

Case 2　仕事に幸せを感じる私　　　　　　　　　（西田和美）

❶ 自己紹介 ……………………………………………………… 79
❷ 退職を考えたエピソード ………………………………… 80
❸ 現在の勤務 …………………………………………………… 82
❹ 今後の展望 …………………………………………………… 85

第5章　これからの歯科医院と歯科衛生士の働き方
（森豊理英子）

❶ 超高齢社会と今後の歯科医院へのニーズ…………………… 88
❷ 疾患の基礎知識 ……………………………………………… 88
❸ 今回の症例で用いた評価法や口腔管理 ………………… 95
❹ オンライン診療 ……………………………………………… 97
❺ 症　例………………………………………………………… 98
❻ まとめ ………………………………………………………… 103

第6章　トリートメントコーディネーター®育成の立場から
（照山裕子）

❶ はじめに ……………………………………………………… 106
❷ 院内ルールを明確に ……………………………………… 107
❸ 医療の本質とコミュニケーション ……………………… 108
❹ 女性が過ごしやすい職場づくり ………………………… 109

viii

第**1**章

歯科衛生士の採用が困難な時代に
院長が取り組むべきこと

中小企業診断士
鈴木　順

❶ はじめに

　私は 1996 年に外資系ヘルスケア企業の歯科部門に入社し，一貫して歯科材料のマーケティング・販売を行ってまいりました．多くの歯科医師 / 歯科技工士 / 歯科衛生士のオピニオンリーダーとのコラボレーションや歯科ディーラーとの協業を通じて，歯科業界の知識や現在の歯科医院が抱えている課題などを理解してきました．この間，多くの院長をインタビューさせていただき感じていることは，歯科医院のニーズは徐々に診療技術の向上を求めることから歯科医院マネジメントに移行，つまりはマージンフィットやコンポジットレジンの色合わせなどの治療軸の中での困りごとよりも医院経営軸の中でスタッフの採用や評価方法，離職防止のマネジメントに困っている医院の割合が圧倒的に多くなっていることです．歯科医院のニーズが変われば求めるサービスも変化させていく必要性を感じ，令和 2 年度に経営コンサルタントの国家資格である中小企業診断士を取得し，歯科医院経営に対し僅かでも診断・助言を行えればと活動をしております．

　これまでの歯科市場向けマーケティング業務からの経験と中小企業診断士としての視点から，現在の歯科医院での困りごとの多くを占めるスタッフマネジメントについての現状分析と，歯科衛生士が多く在籍している歯科医院での院長の取り組みについて述べさせていただきます．

❷ 歯科医院の収益モデルの変遷

　今から 50 年前には「勝ち組」「負け組」などと企業や人を切り分ける言葉はありませんでした．歯科医院はう蝕患者で溢れ，待合室に患者が入りきれず，1 時間待ちは当たり前という歯科が潤っていた時代です．

当時の収益モデルは治療をいかに早く終わらせて，多くの患者を診るかという大量治療の時代でした．次第に時代が変化し，保険点数が下がる中で新たな収益を求め，インプラントや歯科矯正などの高付加価値診療を治療科目に取り入れた自費治療モデルが誕生してきました．量から質へ変化する中で，これらに共通する点は，今目の前で困っている患者を次から次へと治すことで収益を求めるフロー型の考えです．そのため歯科医師は知識と技術を磨き，補綴物の正確性を高め，歯科衛生士は歯科医師の補助として歯科修復の予知性を高める口腔内清掃を行ってきました．昨今，その存在が重要視されている予防管理型の歯科医院の収益モデルは，1人の患者と一生涯の付き合いを通じて，口腔内の健康を管理し，必要に応じて治療介入するLTV（ライフタイムバリュー）に注目するモデルとなります．フロー型では治療を一旦終えた患者が次に疾患した場合，自院に戻ってくるとは限らず近所にできた新しい歯科医院に移られてしまうことがありました．予防管理型の歯科医院はその患者の一生涯において起こり得る口腔内の疾患を全て受け持つ，または疾患が起こらないようにコントロールすることになります．そのために歯科衛生士は歯科医師の指導のもと患者の口腔内状況を正しく観察・評価し，口腔内をメンテナンスしていきながら，常に患者を自院に囲い込むストック型の考えとなるわけです．予防管理型の歯科医院はメンテナンス中の患者に加え，初期症状の治療を終えた患者がさらにメンテナンスに移行することで，ストック患者の数は増えていくことになります．そのためにメンテナンス患者の増加に合わせて，ユニットの増設と歯科衛生士の数を増やしていくことが課題となっています．

❸ 歯科衛生士が多く在籍する歯科医院とは

　歯科医業経営総合調査（令和4年度版）によれば東京都開業の個人医院の約38%は歯科衛生士を雇用していません（医療法人では歯科衛生士を雇用していない割合は約9%）．現在，歯科衛生士の採用を希望されている歯科医院において，「応募がない」「面接日にドタキャンされた」「1週間で辞められてしまった」など歯科衛生士の採用が非常に難しいという声を耳にすることが多くなっています．一方で複数人の歯科衛生士を常に雇用し，新卒人材を定期的に迎え入れている歯科医院も多く存在しています．これらの違いは医院形態（個人・法人）によるものなのか，待遇面によるものなのかなどを紐解くため，1,000軒の院長への歯科衛生士雇用実態調査と200名の現役歯科衛生士を対象としたアンケートをもとに，常勤歯科衛生士数や歯科衛生士の本音をベースに調査しました．

　まず2023年に実施した院長への歯科衛生士雇用実態調査（表1）では，週5日以上勤務の常勤歯科衛生士の人数を医業収入「3,000〜6,000万」のグループと「7,000万〜1億」のグループにおいての比較と，「3,000〜6,000万」と「7,000万〜1億」のそれぞれのグループの中で「かかりつけ強化診療所（以後，か強診）」の登録の有無別で比較

表1　常勤歯科衛生士雇用実態調査（2023年）

医業収入	常務歯科衛生士数（平均）		
	全体	か強診登録あり	か強診登録なし
3,000〜6,000万	2.0人(n290)	2.3人(n41)	1.9人(249)
7,000〜1億	3.0人(n173)	3.3人(50)	2.7人(n123)

することにします．常勤歯科衛生士の平均人数では医業収入「3,000
〜6,000万」の2.0人に対し，「7,000万〜1億」は3.0人と1.5倍
の差がありました．さらに医業収入グループを「か強診登録あり」と「か
強診登録なし」で違いをみると「3,000 〜 6,000万」のグループでは「か
強診登録あり」の2.3人に対し，「か強診登録なし」の1.9人を上回り，
また「7,000万〜1億」のグループでは「か強診登録あり」の3.3人
は「か強診登録なし」の2.7人を上回ることがわかります．いずれの
医業収入のグループでも，「か強診登録あり」は「か強診登録なし」より
も歯科衛生士の人数に1.2倍の差があることがわかります．医業収
入が高くなれば，常勤衛生士の数も比例して人数が増えていくことにな
り，さらに「か強診の登録あり」の医院は「か強診登録なし」より多く
の常勤歯科衛生士が勤務していることがわかりました．

　次に，歯科業界が魅力的である業界かどうかをマクロ的な視点で俯瞰
することにします．政府統計の最新の歯科医院施設数によると，2014
年をピークとして歯科医院数は減少傾向が続き，約800軒の歯科医院
が減少しています．一方で医療法人の軒数は毎年増加を続けている実態
もあり，個人医院の減少が目立っています．このような歯科医院数の減
少傾向の中で医業収入に視点を当ててみると，個人医院と医療法人とも
に増加傾向がみられます（図1）．次に歯科衛生士国家試験合格者数の
実績によれば，2013年以降ゆるやかな増加傾向となっていて，歯科業
界そのものに魅力がなければ歯科衛生士のなり手は減少していくと考え
られますが，毎年7,000名の歯科衛生士が新たに誕生し続けています．

　また就労歯科衛生士の人数推移を調べると，2018年から2022年ま
での就労歯科衛生士数は30代で減少し，20，40，50，60代で増加し，
合計12,554名増えていることがわかります（図2）．ただし20，40
代の増加数は50，60代と比べると少ないことや，30代の歯科衛生士

数が減少していることから年代によって採用しやすい，採用しにくいがあるのかもしれません．年代間の差はありますが，歯科衛生士数が増加している中で，多くの歯科医院において必要な歯科衛生士の数を確保できない状況が存在しているわけです．歯科衛生士が歯科業界を見限り，どんどん他業界へ流出して就労歯科衛生士が減少しているのであれば構造的な問題になりますが，データからは歯科衛生士の数は減少していないことがわかります．また日本歯科衛生士会の実態調査によれば，歯科衛生士の仕事に**やりがい**を感じている歯科衛生士の割合は高いとの報告もあり，職業としての歯科衛生士の満足度は高いことが考えられます．

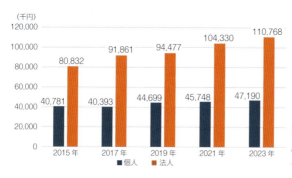

図1　医療経済実態調査
厚生労働省（whlw.go.jp）より引用

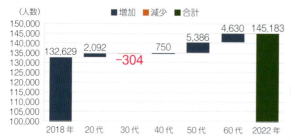

図2　就労歯科衛生士数の増減
（公社）日本歯科衛生士会（idha.or.jp）より引用

歯科衛生士数が増えている環境の中で歯科衛生士を採用できない問題が発生するのかについては，歯科業界全体の構造的な問題でないならば，採用できている歯科医院と採用できていない歯科医院に大きな差があることが考えられます．歯科衛生士が働く歯科医院は少人数の職場となるからこそ，各医院の取り組みの中でも特に院長が働きやすい環境づくり，より働きやすい雇用条件を考えている何かがあるからこそ，歯科衛生士を採用できているかが決まり，重要な要素となっているのかもしれません．

　次に就労歯科衛生士の本音を知って，歯科医院で必要な人数を確保できていない状況を探り，採用のための条件やそもそも採用を不要とするための離職防止策にはどのような取り組みが必要かを明らかにするために行った歯科衛生士アンケートを紹介します．

1） 就労している歯科衛生士の実体

　2024年4月に就労歯科衛生士258名を対象としたオンラインアンケートを実施しました．対象は正社員/パートで20代から50代までの歯科衛生士で，現時点において就労している者としました．調査の内容は，「20，30，40，50代」の年代別（オンライン調査で60代の回答者が少なかったため，50代までとした），これまで「就職した歯科医院」の軒数別，「正社員とパート」の雇用形態別，「半年以内に転職を検討」のあり・なしにおいて現在就労している歯科医院の満足度と過去に退職した際の理由について理解することで，雇用した歯科衛生士が長期間勤務するために院長が心がけることや配慮しなければいけないことを明らかにすることを目的としています．つまりは，歯科衛生士を雇用しなくてはならない状況の前に，今いる歯科衛生士が退職しないようにするためには何に気をつけなければいけないかを知ることが重要となります．

(1) 現在勤務している歯科医院についての評価

　勤務している歯科医院の満足度調査には顧客ロイヤルティ（製品やサービスに対する信頼・愛着）を図る指標として，最近経営指標などにも取り入れられているNPS®を用いています．NPS®は0から10までの11段階評価で行い，10と9を選択した者を「推奨者」と呼び，愛が強く周りの人にも推奨する者としています(図3)．0から6までを「批判者」と呼び，ネガティブな感情を持ち，場合によっては周囲に広めてしまう人たちです．7と8は「中立者」とし，特に薦めるわけでも，悪口をいうことはありません．NPS®の採点方法は，単純に推奨者の割合（％）から批判者の割合（％）を引いて求めた数値がNPS®値になります．NPS®は中立者を考慮しないことと，日本人は良い評価をしようとしても最高得点をつけにくいことから少し厳しい値になることもあり，時にはNPS®値はマイナスとなることもあります．特に保険業界や病院はマイナス値になりやすい傾向があります．NPS®はその評価対象を個別企業や業界全体でも図ることが可能で，例えばインターネット動画配信の企業比較ではNetflix 28ポイント，U-NEXT-4ポイント（PRESIDENT Onlineより）のNPS®値となっています．今回の調査では勤めている歯科医院がそれぞれ異なるため，個別医院の評価ではなく歯科医院全体として俯瞰するものとなります．

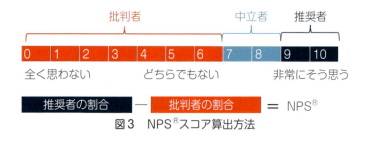

図3　NPS®スコア算出方法

質問は「現在お勤めの歯科医院にご友人の歯科衛生士を紹介したいと思いますか」とし，10と9であれば，勤務先の歯科医院を高く評価し満足している状況ととらえ，0から6の回答であれば満足度が低いとします．全体の結果はNPS®値-30ポイントとなり，推奨者18%，批判者-48%で批判者が上回ったマイナス値の結果となりました．0から10までの採点をするうえで採点に至った理由についてフリーコメントで記述を求めました．10と9の「推奨者」コメントを紹介すると，「職場の人間関係が良い」「優しい性格のスタッフが多い」など職場の人間関係について述べている割合が約60%を占めています．次いで「院長が人格者」「子育てに理解がある」「話を聞いてくれる院長」など，院長の性格・特性をコメントしている割合が約30%となります．他には「学べる環境」「有給休暇が取りやすい」などがあり，驚くことに「給与が良い」など給与に関するコメントはありませんでした．職場の人間関係を良い状態にするには，スタッフ同士の努力もありますが，院長本人が良い職場にしようとする意志や取り組みが多く関係すると考えられるため，院長の性格や取り組みについての評価が満足度に表れていると考えられます．

　一方で批判者のフリーコメントによれば，「院長の性格が自分と合わない」「院長のパワハラ」「特定のスタッフに院長が肩入れする」などの院長の性格・特性についてのコメントが約30%，「人間関係が悪い」「スタッフ間でモチベーションが違う」「完璧主義者なスタッフがいる」など不満足の原因を職場の人間関係とする割合が約20%となりました．さらに「忙しすぎる」「DH以外の業務が多い」「残業が多い」など適正なスタッフ配置ができていないため，業務負荷が苦痛になっているとするコメント割合が20%，「有給休暇がない」「サービス残業」「滅菌が不十分」などコンプライアンス系を指摘するコメントも多く散見されまし

た.「給与が低い」「昇給がない」など給与に関するコメントは約10%程度で少数となりました. 想定外であったことは, 批判者のコメントの中にも給与に関するコメントはわずかであり, 院長の性格や職場に関する不満, 適正な人員が配置できていないための業務負荷が重いことが不満足の要因でした. そもそも大企業と中小企業の給与格差と比べ, 歯科医院間の給与格差が少ないのかもしれないため, 給与自体の不満足理由で批判者になっていないことも考えられます. 歯科衛生士にとって歯科医院という狭い環境の中で勤務し続けるには, 院長の態度・ふるまいや職場の雰囲気が特に重要となっていることがわかります.

切り口を雇用形態と勤務する医院の形態別でみると,「正社員」でNPS®値-31ポイント (n165),「パート」で-29ポイント (n93) と両者に差はありませんでした. 医院の形態別では,「医療法人, 本院1軒運営」で-40ポイント (n69),「医療法人, 複数医院運営」で-20ポイント (n40),「個人医院, 社保あり」で-28ポイント (n117),「個人医院, 社保なし」で-31ポイント (n32) となりました. まず個人医院で比較すると, 社保ありと社保なしで大きな差はみられず, NPS®値に影響していないことがわかりました.

医療法人の比較では,「医療法人, 本院1軒運営」が「医療法人, 複数医院運営」と比べ, NPS®値は20ポイントも低い結果となりました. これをもとに単に運営医院数の違いだけで判断することができないため, 両者の1医院で勤務する歯科衛生士数を比較してみると, 両者は共に勤務する歯科衛生士の数は4名以上であり, 同じような人員配置であったことから, やはりこの差は何かしらの原因が「医療法人, 本院1軒運営」と「医療法人, 複数医院運営」にあるのかも知れません.

勤務している歯科衛生士数を切り口としたNPS®値は, 4名以上で-30ポイント (n205), 3名 (n26) で-27ポイント, 2名 (n16) で

−43ポイント，1名（n10）で−20ポイントとなり，2名の歯科衛生士で最もNPS®値が低い結果となりました．

次に年齢別とこれまで勤務した医院数の関係を調べたのち，それぞれ年代別と勤務した医院数別でみることにしました**（図4）**．20代で1施設の割合と，50代で5施設以上の割合がおおむね同じ50％でした．30代では2施設，40代では4施設が最多値となりました．年齢を重ねるごとに施設数は増えていることになり，これは出産，育児，夫の転勤などファミリーイベントの増加に伴い増えていることが考えられます．年齢別のNPS®値をまとめると，20代（n57）−42ポイント，30代（n84）−26ポイント，40代（n75）−25ポイント，50代（n38）−37ポイントと20代は最もNPS®値が低く，30代と40代は全体平均よりも高い値となりました．勤務した医院数別でみると，5医院以上勤務（n54）で−48ポイント，4医院勤務（n41）で−22ポイント，3医院勤務（n54）で−31ポイント，2医院勤務（n56）で−18ポイント，1医院のみ（n52）で−32ポイントとなりました．ここまでのNPS®値の分析をまとめると，個人医院での社保あり・社保なしで差がなく，4

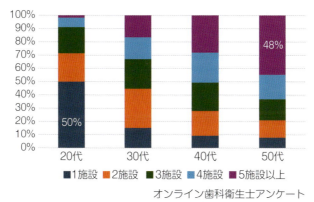

オンライン歯科衛生士アンケート

図4　年代別勤務した施設数

名以上歯科衛生士が在籍する医療法人ではなぜか複数医院運営が本院1軒運営型よりも満足度が高い結果となりました．年齢と勤務した医院数の相関はありませんでした．20代のNPS®値は他の年齢と比べ値は低いが，20代割合が多い1施設勤務のNPS®値は目立って低いわけではなく，逆に50代のNPS®値-37ポイントに対し，50代割合が高い5施設以上勤務のNPS®値は-48ポイントと低くなっており，一概に年齢と勤務した医院数間で論理的に説明できないことから，もっと個別のサイコグラフィック（心理的な要因）や歯科衛生士の個人的な特性が関係しているのかもしれません．

　次に行動面の観点から確認するために，「半年以内に転職を検討している者」と「半年以内に転職を検討していない者」で分析しました．NPS®値は転職を検討している者で-68ポイント（n38），転職を検討していない者で-23ポイント（n220）と45ポイントの差がありました．内訳をみると転職を検討している者の中の批判者割合は76％，推奨者割合は8％で不満を感じている者が多く，転職を検討していない中の批判者割合は43％，推奨者割合は20％となり，批判者割合が転職検討者に多く，推奨者割合は転職を検討していない者の割合が多いこととなりました．

　今回のNPS®値は年代別，これまで就職した歯科医院の軒数別，正社員とパートの雇用形態別，歯科医院の形態別，半年以内に転職を検討の有無別で比較するとそれぞれの傾向はつかめますが，単に歯科医院の形態や雇用形態での雇用環境の違いでNPS®値の差は少なく，転職を決意するにあたっての原因となりそうな人間関係のマネジメントを院長が上手に行っているかが重要となっているようです．

（2）過去の退職理由

　それでは現在の勤務先の評価ではなく，過去に退職した理由について

みていきます．今回は多くの転職サイトなどでこれまで調査した結果を参考にし，退職理由をあらかじめ質問項目に入れ，その順位付けと退職理由の内容についての深掘り調査をしました．退職した理由は，「医院の理念と実際の行動が異なる」「職場の人間関係が悪い」「院長の性格が合わない」「給与が安い，昇給しない」「残業が多い」「公正に評価されない」「歯科衛生士として成長できる環境ではない」「有休がとれない」「福利厚生がない」「その他」として当てはまる項目に順位をつけ，さらに質問項目から具体的にどのようなことが原因か明らかにしました．退職した理由の1位は「院長の性格が合わない」，2位「職場の人間関係が悪い」，3位「給与が安い，昇給しない」，4位「歯科衛生士として成長できる環境ではない」「医院の理念と実際の行動が異なる」となりました（図5）．

　1位，2位については現在勤務している歯科医院の満足度調査と同じで，不満足のコメントに表れている通りの結果となりました．「院長の性格が合わない」の理由についての深掘りは，「態度が威圧的」「感情の起伏が激しい」「院長の指示が明確でない」「特定のスタッフに肩入れする」「院内の人間関係トラブルを見て見ぬふりをする」などの回答が多く，2位の「職場の人間関係が悪い」の理由は，「苦手なスタッフがいる」にコメントが集中し，その他に「派閥がある．院長派，チーフ派，スタッフ間派閥」や「院長の奥さんが恐い」などがありました．3位の「給与が安い，昇給しない」については，「労働時間と給与がマッチしていない」「歯科衛生士以外の業務が多く割に合わない」「医院は儲かっているのに給与が上がらない」と単に給与が低いとの回答よりも，理不尽さが理由なのではないかというコメントが目立ちました．4位の「歯科衛生士として成長できる環境ではない」では，「仕事量が多すぎて医院で勉強する時間がない」「スタッフに学習する意欲がない」「院長が学習していな

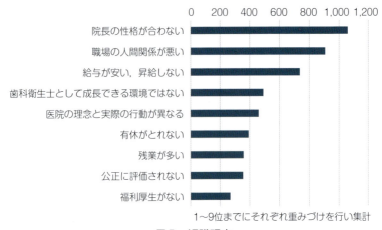

図5　退職理由

い」のコメントが多く，「医院の理念と実際の行動が異なる」については，「歯の大切さをアピールしながら予防歯科の仕組みがない」「強引に自費につなげる」「スタッフの幸せを願うも，行動が真逆」などがありました．
　少しまとめてみると，長い勤務時間の中で威圧的な院長に脅え，苦手なスタッフが存在し，自分の成長を確信できない環境の中で給与をもらっても全てが割に合わないと感じてしまうのかもしれません．6位以下の項目で取り上げたほうが良いと感じたのは，「残業が多い」の中に「人手が足りず滅菌作業やカルテ入力が間に合わない」や「急患を取りすぎてアポイントが管理できていない」などがあり，そもそも勤務時間内に業務が終わらない体制となっていることに不満を感じていました．「公正に評価されない」項目には，「人事評価がない」「評価基準が不明確」「フィードバックがない」ことがあげられ，頑張っても報われないことへの不満コメントが多く集まっていました．「有休がとれない」項目には，「忙しすぎて有休を取りにくい雰囲気がある」「計画的に取得できるルー

ルがない」「院長が不機嫌になる」がありました．慢性的に人手が足りず，残業が当たり前となり，周りに迷惑がかかることを気にして休むこともできない中で，頑張っても評価されない環境であれば当然辞めたくなるのも不思議ではないことが想像できてしまいます．

今回の調査結果から，歯科衛生士と共に今後も永く診療をしていくことを目指している院長は，「患者のために最善の治療を」と同じレベルで「人間関係の良い職場づくり」「労働時間の適切さを考えたワークライフバランス」などのマネジメントをより意識しなければならず，そのための歯科医院の適切な利益を再検討すべきではないかと考えます．一方で，院長もマネジメントに疲れ果ててしまい，治療に専念できなくなった場合には，マネジメント業務をアウトソースに任せてしまうことや，規模をスモールにし全てを院長のワンオペとしてしまい，煩わしいと感じるマネジメントをなくしてしまう選択肢も十分に考えられます．

✓ **ポイント　　　歯科医院満足度に関する重要と思われる項目**
　人間関係　　　院長の性格・特性
　給与　　　業務負荷（成長阻害）　　　理念

次に，これまで筆者が訪問した歯科衛生士が複数人在籍している歯科医院で行われている組織のマネジメントの取り組みを交えつつ，経営学の組織論を紹介します．

❹ 歯科衛生士が活躍する歯科医院づくり

アメリカの経営学者で，チェスター・バーナードをご存知でしょうか？ 組織と集団の違いを明らかにし，組織が成立するための3つの要

素を定めた経営学界のスーパースターです.「共通の目的」「貢献意欲」「コミュニケーション」が組織成立の3要素となるのですが, バーナードはどれか1つの要素でも欠けている場合には不完全な組織として, 組織が健全に機能しなくなるとしています. また組織とは人が2人以上いることを指し, 何かを成し遂げるために形成されます. 院長とスタッフの2人体制でも組織となるわけです. ここでバーナードを紹介する理由は, これまで筆者が見てきた歯科衛生士が複数人在籍している歯科医院においても,「共通の目的」「貢献意欲」「コミュニケーション」の3要素に当てはまる行動をしている歯科医院が多かった印象があるからです.

1) 共通の目的

1つめの「共通の目的」は組織全体が同じ目的意識を持って取り組むことを指し, 歯科医院であれば医院の理念やビジョンにあてはまります. 歯科医院の**理念**や**ビジョン**の達成を目的とした行動が求められる中で, それぞれバラバラな目的で行動し始めたら不完全な組織となり, 理念やビジョンの達成は難しくなります. 歯科医院の取り組みとしては, 院長から定期的に「なぜ私たちはここで働いているのか, あるべき姿は何であるのか」等, 医院存続の目的を伝え, 理念やビジョンを浸透させるために, スタッフに伝える場を設けることです. そもそも理念やビジョンが形骸化している医院も散見されます. 今さら理念やビジョンをいってもスタッフがついてこない等と思われることもあるかも知れませんが, 常に理念に沿った行動やビジョンに向かう行動が何かを示すことで, スタッフは院長から何を求められているのか, 何をすれば評価されるのか, 求められていることが自分の目的と合っているかが明確になるので, 組織がバラバラになることを防ぎます.

2) 貢献意欲

　２つめの「貢献意欲」とは組織の一員が組織に貢献したいという**モチベーション**で，組織全体への貢献だけでなく組織のメンバー同士が共に働き，互いに助け合うことです．この貢献意欲は，何をすればすぐに醸成できるものでもなく，難しいことです．その中でスタッフの貢献意欲を高めるために院長が行うことは，スタッフに「ここはあなたにとって自分の居場所です」という居場所感を与えていることに尽きます．院長にとって，そして周りのスタッフにとっても，あなたはかけがえのない存在であり歓迎していることを言葉や態度で示すことです．**周りから認められた存在**になれればさらに，その組織やメンバーのために働きたくなるモチベーションが醸成されていくことになります．その背景に歯科医院が健全な状態であることが重要となり，組織的な問題や個人の問題に対して院長が正しく対処することが求められます．

　40% の上場企業で行われているとされる**1on1 ミーティング**があり，定期的に上司と部下の間で実施しています．ここでは業務の進捗を確認するのではなく，部下にとって業務遂行にあたって障害になっていることや気に悩んでいることを聞き取ること，部下の頑張りについて認め褒め，モチベーションの向上につながることを目的としています．ミーティングの場所はオフィス内であればミーティングルーム，社外であればカフェなどで関係者に情報が漏れないことに気を付けます．部下が抱えている悩みや職場で起きている問題点に上司が気付くことで，状況を俯瞰できる立場として対処方法を検討していけるのです．

　ただ信頼していない上司には本音を伝えない，伝えたところで自分にとって不利益になるかもしれないと考え，うまくいかない場合もあります．そのような場合に無理に聞き出そうとはせず，雑談だけでもかまわないので仕事以外のコミュニケーションをとることに専念し，徐々に関

係を構築していくことにします．ここで1on1ミーティングを取り上げたのは，1on1ミーティングの名前や形にとらわれず，院長は各スタッフと積極的に会話をしていることが重要です．人間関係がうまくいっている歯科医院ほど院長と各スタッフ間で意思疎通が良く，潜在的な人間関係問題に薄々気付いて，少しずつ顕在化している問題を正しく把握していると感じています．スタッフ間の関係が良好な歯科医院での1on1ミーティングは院長との雑談の場となり，「最近何にはまってる？」「おもしろいYouTubeを教えて」など終始笑いが絶えないようです．形はどうであれ，定期的に1on1ミーティングを行い，歯科医院全体があるべき姿に向かうために改善することや，取り除かなくてはならない障害は何かを把握していくことが院長に求められているのです．

3）　コミュニケーション

　最後の要素である「コミュニケーション」ですが，これは「共通の目的」と「貢献意欲」を結びつける手段となります．はじめは「共通の目的」をもっていたが，「コミュニケーション」が不足していくことで，徐々に方向性に狂いが生じていき，次第に「貢献意欲」がなくなってしまうことにもつながります．また，情報共有がしっかりしている組織とそうでない組織を比べれば，どちらが活発な組織であるかは容易に想像ができます．コミュニケーションには様々な場面があり，社長から社員全体に対して行われるような一方通行の形態や，上司とメンバーのような双方向や1対複数の形態，または集団の中でのマルチなディスカッションの形態も含まれます．どのような形であっても，常に「共通の目的」に向かおうとしていること，「貢献意欲」を引き出すことが重要となります．歯科医院全体ミーティングや朝礼・終礼，歯科衛生士ミーティング，1on1ミーティング，またはSNS，ITツールを活用したデジタル

コミュニケーション，それぞれにおいて行う目的や意味を理解していることが重要となります．

　繰り返しになりますが，複数の歯科衛生士が在籍し，長きに渡って勤務している歯科医院では「**共通の目的**」「**貢献意欲**」「**コミュニケーション**」の組織成立3要素を十分に満たしていることが多いように感じています．古くから語られている理論ですが，現在でも組織論の基礎として学ばれていることです．それぞれのワードの意味を考えてぜひ自院に当てはめてみてください．ここまでは組織の健全な状態をみてきましたが，人がいれば個人間のコンフリクト（衝突・対立）はどうしても生じてしまいます．次に組織的な問題の解決について歯科医院の取り組みを紹介します．

☑️ **ポイント**

歯科医院満足度に関する重要と思われる項目とその解決策

① 人間関係　　　　　　➡️ 理念採用・1on1ミーティング・情報共有
② 院長の性格・特性　　➡️ 意識改革
③ 給与　　　　　　　　➡️ 人事評価制度
④ 業務負荷（成長阻害）➡️ 有休取得可能な余裕をもった人員配置
⑤ 理念　　　　　　　　➡️ 理念の作成と伝達

---

❺ 職場問題の解決

　経営学の組織論からみると，組織内のトラブル，つまりコンフリクトしている状態には垂直的なコンフリクトと水平的なコンフリクトが存在します．垂直的なコンフリクトとは上司と部下の関係での異なるレイヤー間での衝突で，水平的なコンフリクトは同じレイヤー間での衝突になり，コンフリクト解消モデルが示されています．今回は水平的なコン

フリクトを取り上げてみます．水平的なコンフリクトの原因には，「希少な資源の奪い合い」「価値観の違い」「個人の特性」が示されています．歯科医院に沿って考えれば，「希少な資源の奪い合い」とは何でしょうか？それは「時間」であったり，「お金」や「評価」であったりします．「時間」を有給休暇でとらえた場合，同じ1日でも価値は異なり，飛び石連休をつなげるための1日は誰にとっても貴重な価値となります．いつも特定のスタッフが貴重な1日を占有している状況であれば，不満の原因になります．また，「お金」について総額人件費は固定ではありませんが，給与が異なれば「同じ仕事をしているのに，あの人だけ評価されている．私の給与の取り分が少ないのは，あの人が余計に給与をもらっているから」となるわけです．

　先のアンケートで示した退職理由の，「有休がとれない」「公正に評価されない」など希少な資源の奪い合いについてのコンフリクト解消の取り組みについて紹介します．

1）　有給休暇

　まず有休についてですが，2019年4月に働き方改革関連法が施行され，1年以内に5日間の有給休暇を取得することが義務化されています．有休を与えないことは，労働基準法第120条第1項に基づき違反者1人につき30万円の罰金が使用者に科せられることになります．仮にスタッフ合わせて10名に違反があった場合，300万の罰金となりますのでご注意ください．有給休暇は個人医院や医療法人そして正社員・パートに限らず適用されるので，有休取得のルールを明確にし，取得においての不公平さを解消することがまず重要です．歯科衛生士が複数人いる歯科医院では有給休暇台帳をつくり，計画的に消化できるための運用をしています．繁忙期にも取得時期を変更することができ，繁忙

期を理由に取得を拒否することは難しいので，スタッフ配置にはギリギリの人数で運営するのではなく，少し余裕をもった人員配置をしていることもあります．また患者担当制のシステムにして，歯科衛生士が全員同じ日に休んでも運営できている歯科医院も存在します．有休を取得させないのは今や法律違反となるため，スタッフが取りやすい環境を整備するためのルールをつくり，余裕のある人材配置を検討していくことが重要となります．

2) 人事評価

次に希少資源としての「お金」が原因のコンフリクトについては，正しく人事評価をすることで解消します．人事評価では「透明性」「公平性」「納得性」の3つが重要な要素となり，「透明性」は評価基準や評価方法をスタッフにオープンにすることです．ここでは共通の目的である理念やビジョンのゴールに向けての行動が評価の項目に入っていれば，評価される行動は歯科医院の理念に合致していることになり，医院が求めていることにブレが生じなくなります．

「公平性」は院長が正しく評価しているかですが，特定のスタッフを有利にまたは不利に取り扱うことです．評価基準がオープンになっていて，スタッフからみてなぜか基準を満たしていそうもないスタッフが良い評価を受けていたなどと知られれば，不満が爆発します．代表的な人事評価の心理的誤差傾向を示します（表2）．特に注意が必要と思われるのは「ハロー効果」であり，一部の優れた点（悪い点）があると他の評価要素まで良く（悪く）みえてしまうことです．ベースにあるのは「あばたもえくぼ」で，好みの相手は欠点すら長所に見えてしまう諺です．被考課者と評価自体を切り離し，評価要素ごとに考課することが大切です．「対比傾向」は，院長が得意とする特性をもつスタッフを過大に，

または過少に評価することです．コミュニケーションが得意な院長は，スタッフのコミュニケーションスキルについて厳し目に評価したり，院長が苦手な特性に対し強みをもつスタッフを高く評価してしまうことです．評価前にはこのような心理的な傾向が働いていないことを心掛けることが求められます．

　最後の「納得性」ですが，評価のフィードバックが重要となります．納得性を高めるうえで必要なことは評価の理由，どうすれば良い評価となったのか，よい評価を得るためにどのようなことを意識し行動するかを明確にすることです．そのためにも評価基準が明確となっていなければなりません．退職理由項目に「公正に評価されていない」がありましたが，根底にスタッフ間のコンフリクトが原因となっていることも考えられます．

　コンフリクトの原因である「希少資源の奪い合い」を切り口に歯科医

表2　人事評価の心理的誤差傾向

ハロー効果	一部の優れた点（悪い点）があると，他の効果要素まで良く見える（悪く見える）こと
倫理的誤差	効果要素間に関連があると，ある要素が優れている場合に，それと関連のある要素も優れていると評価すること
対比誤差	考課者が，自分と反対の特性を持つ被考課者を過大もしくは過少に評価する傾向
寛大化傾向	人事考課は人による人の評価であるため，評定に際して甘辛が生ずるが，そのうち甘くなる傾向
時間差による誤差の原則	同じ人が同じ人物を評定しても，時間や順序が違うと異なる評価になる傾向
中心化傾向	考課者が，被考課者の集団に対してあまりにも多数の者を「普通」と評価しすぎる傾向

院の取り組みをみてきましたが，その解消にはやはり困難なことが多いと思われます．コンフリクト解消には当事者間のコミュニケーション量の増加と，仲介者の存在が必要で仲介者は院長，または専門機関をつくり，トラブルの事象から感情面を排除した事柄をもとに医院の理念とビジョンに照らし合わせて解決していくのがよいでしょう．その他のコンフリクトの原因である「価値観の違い」「個人の特性」については，育ってきた環境が違えば価値観が異なってくるのは仕方がありませんし，人間にはそれぞれ違う性格があります．その中で，人間関係を良好に保つために参考になる組織文化を形成する要因論に「同質性」があります．その他に近接性，相互依存性，コミュニケーション，帰属意識の高揚がありますがここでは割愛します．「同質性」とは文字通り組織のメンバーが相互に類似し，同質であることとされています．性格や経歴，趣味や関心ごとが似通っていると，組織としてのまとまりを欠くことを防げるとして組織文化を形成するうえで重要な要素となります．

　また，社会心理学では人から嫌われる特性として「身勝手さに対する嫌悪」「傲慢さや理不尽さによる嫌悪」「異質さによる嫌悪」「計算高さによる嫌悪」を挙げています．3番目の「異質さによる嫌悪」は，組織文化形成する要因論の「同質性」と反対語であり，医院のスタッフを構成していくにはある程度の同質さを基準として採用していくこととし，異質さをなくすことでお互いに嫌われる特性を減らし，未然に個人間のコンフリクトを防止していくことにつながります．採用のプロセスにおいて事前に医院見学を行い，スタッフの雰囲気を両者が確認できる場を設けたうえで面接を行い，医院のスタッフとの同質性と異質性をみることで採用時のミスマッチを防いでいる医院があります．院長の面談だけで採用者を見極めることが困難な場合，事前の医院見学でスタッフの視点で採用者をみることで採用しなければよかった人を採用せずに済むこ

とにつながるようです．慢性的な人員不足の中，即戦力を採用したい歯科医院が多いとは思いますが，中長期的視点では理念や診療方針に沿った採用を徹底し，よい組織文化の醸成を狙うことが根本的な解決策と考えられます．

　また，解決策をいくつか提示しましたが，これらの解決策は一つひとつ単独で効果が出ることももちろんありますが，それぞれが有機的に相互に影響し合う施策であるため，長期的目標は全体的な底上げとしてとらえて，緊急性の高い施策にフォーカスしていくことが賢明と考えています．有機的なつながりの一例を示します（図6）．

　これまで組織として健全な状態と人間関係をみてきました．次に，健全な組織であり続けるために歯科衛生士の健全な労働時間や有休をとりやすくするために，余裕のある人材配置をした場合の人件費など，今後の歯科医院の財務構造つまりは適正利益について考えてみたいと思います．

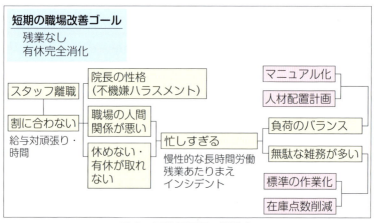

図6　不満足要因の構造化

❻ 適正な人件費と利益について

　中小企業診断士の業務は，クライアント企業の現状とあるべき姿とのギャップを埋める施策を経営者に助言し，**財務諸表**を通じて施策が順調に行えているかどうかを常に確かめていくことにあります（単位は千円で統一して表記）．筆者が中小企業診断士資格取得後に良い関係を続けている院長に損益計算書，貸借対照表などの財務諸表を定期的にチェックしているかどうかを確認したところ，ほとんどの院長は税理士まかせで財務諸表を見ていないとのことでした．ただ，毎月発生するスタッフへの給与や歯科ディーラーへの材料代の支払いにより，売上高対人件費比率や売上高対材料費比率はおおよそ把握している状況でした．至極当たり前の話をすれば，企業経営において重要なのは営業利益をいかに増やすかにあり，売上を向上させるか，コストを下げるのかで利益の増加を図ります．歯科医院の場合，ストレートに利益を上げることに熱心な院長はスタッフから白い目で見られる傾向や，医療法人であればそもそも利益追求を行えないので一般企業の経営と異なる側面がありますが，ただ治療品質を一定基準担保したうえで，頑張って多くの患者を治療することで医業収入を上げることや，さらなる治療品質を高め，適正な治療費を求めていき利益を生み出すことで咎められることはありません．しかしながら，スタッフで歯科医院の利益構造を理解している人は決して多くはありませんので，仕方がないことかもしれません．医院の利益構造や医業収入と自分の給与へのお金の循環について，スタッフに教えることも大切になってきます．話を元に戻しますが，企業も歯科医院も損益計算の構造は同じで，利益を確保するための**管理会計**を行うことができます．

1) 損益分岐点売上高

　それでは新規で歯科衛生士を雇用する，または追加で1名雇用する際の必要毎月医業収入を考えてみましょう．これは損益分岐点売上高計算の応用で試算することができます．損益分岐点売上高とは，文字通り利益がプラスでもマイナスでもない0の状態の売上高はいくらかを把握するために用います(図7)．言葉になじみのある方は，開業当時に初月からどの位で利益が出る状態になるか試算をされたのではないでしょうか．損益分岐点売上高を試算するにはまず，材料費や人件費，家賃などの費用を変動費と固定費に分け，限界利益を求めることから始めます．変動費とは売上が増加したら同じく増加し，売上が減少すれば減少する性格の費用のことを指します．具体的には材料費や技工費，医薬品費などが変動費となります．余程のことがない限り，治療する患者が多くなれば材料をより多く消費することになり，技工費用なども増加します．これに対し固定費とはスタッフ給与，家賃，光熱費，器械の減価償却費，支払利息など売上の増減に関係なく支払いが固定されている費用を指します．医業収入47,000千に対し総費用が35,000千で営業利益12,000千の個人医院を例にあげて，損益分岐点売上高を見ていきましょう(院長報酬は 営業利益に含まれている)．費用の材料費4,300

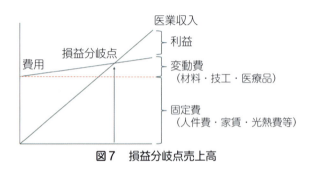

図7　損益分岐点売上高

千円，技工費 3,800 千円は変動費となり 8,100 千円となります．固定費は人件費 14,500 千円，減価償却費 2,900 千円，家賃・光熱費 9,500 千円の合計で 26,900 千円となります**（図 8 a）**．

　次に医業収入から変動費を引いた途中計算上の利益である限界利益は，38,900 千円となります．限界利益率は限界利益 38,900 千円を医業収入 47,000 千円で除した 83％ の値となります．この限界利益率を算出した後に，固定費を限界利益率で除すことで損益分岐点売上高を算出することができます．損益分岐点売上高は 26,900 千円÷0.83 で求めることになり，32,410 千円となります．しかしこの場合，院長報酬が 0 になってしまうため現実的ではありません．院長の報酬を仮に 6,000 千円として人件費に含め，営業利益を 12,000 千円から 6,000 千円とします．院長報酬を含めた固定費を用いて再度計算します**（図 8 b）**．新しい固定費は 26,900＋6,000 千円で 32,900 千円となり，新たな損益分岐点売上を求めると 32,900 千円÷0.83 で 39,639 千円と

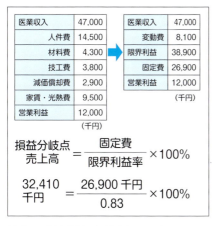

図 8 a　院長給与を考慮していない損益分岐点売上高

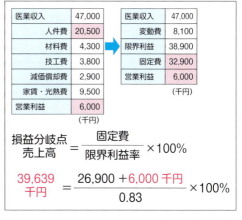

図 8 b　院長給与を加味した損益分岐点売上高

なります．現在の医業収入が47,000千円に対し，損益分岐点売上高は39,639千円で差額は7,361千円となるため，毎月の医業収入が61万円（7,361千円÷12カ月）以上落ち込むと営業利益はマイナスとなります．

2） 新たに歯科衛生士を雇用した場合の必要売上高

それでは，現在の利益6,000千円を確保しながら新たに歯科衛生士を雇用した場合の必要売上高を求めてみましょう．歯科衛生士の給与を仮に3,000千とし，現在の営業利益6,000千は同額とした場合，固定費32,900千円（院長給与6,000千含む）に歯科衛生士給与3,000千を加えた35,900千円が固定費となります（図9a）．さらにこれに必要利益額6,000千を足した41,900千円を限界利益率0.83で除すことで必要売上高50,482千円を求めることができます．数値が正しいかを確かめるために，損益計算書にもどり試算することにします（図9b）．

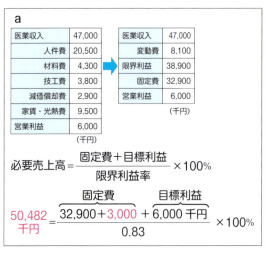

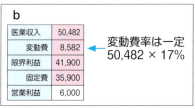

図9b 新たに歯科衛生士を雇用した場合も営業利益を確保できた

図9a 新たに歯科衛生士を雇用した損益分岐点売上高

新たな医業収入 50,482 千円に対し，材料・医薬品費と技工費を合計した変動費の割合は 変動費 8,100 千円（材料費 4,300＋技工費 3,800）÷47,000 千円で変動費率 17% を求めます，増加した医業収入 50,482 千円に対する変動費（50,482 千円×17%）は 8,582 千円となります．さらに固定費 35,900 千円を引くと 6,000 千円となり同額の営業利益を確保できたことになります．新たに歯科衛生士を雇い入れた場合の必要毎月売上高は 4,207 千円（50,482 千円÷12 カ月）となり，現在の毎月売上高 3,917 千円（47,000 千円÷12 カ月）と比べて，最低でも新たに雇い入れた歯科衛生士が毎月 290 千の医業収入を生み出せば良いことになります．1 患者 800 点として試算した場合でも，1 日 2 人以上でクリアすることになります．あくまでも試算ですが，現在のスタッフの労働負荷が重く疲弊していて今にも辞めてしまいそうな状況を改善するためには，この計算で 1 人スタッフを雇い入れることを検討してはいかがでしょうか．売上高対人件費割合は相対的に上がりますが，院長の報酬と医院の利益は減少せず一定です．逆に採用のための広告費や人材紹介料などのリクルートコストや退職・採用時の事務処理にかかる時間が省かれるためプラス面があります．

　では，現在の営業利益を今よりも 2,000 千円増やすことを前提とした場合，固定費に現在の利益（6,000 千円）に増加させたい利益（2,000 千円）を足した 43,900 千円を限界利益率 0.83 で除した 52,892 千円となり（図10），差額毎月売上高は 4,408 千円（52,892 千円÷12 カ月）から現在の 3,917 千円（47,000 千円÷12 カ月）を引いた 490 千円となります．1 患者 800 点として試算した場合でも 1 日 4 人以上でクリアすることになります．歯科医院の変動費は飲食店などと比べて低く，レバレッジ が高い構造となっています．固定費の割合は多いのですが，一旦固定費を超えてしまえば営業利益が増加しやすい構造となっ

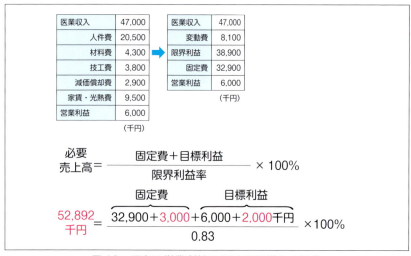

図10　現在の営業利益を200万円増やす場合

ています．退職理由に「社会保険のありなし」で大きな差はありませんでしたが，求職者にとって社会保険がないよりもあるほうが良いのは明白です．現在のスタッフを含め，歯科医師国保から社会保険に切り替えた場合の医院負担分を増加固定費ととらえ，先の試算をすれば必要売上高が算出できます．社会保険がなく本人負担であると，それ自体が働き続ける不満足要因となるため，スタッフに永く勤務してほしい医院であれば是非検討してください．

❼ 歯科衛生士のホンネをもとに変革する必要性

　国は国民の健康維持・発展には医科歯科の連携体制が重要で，歯科医院の組織力を強化していくことや，総額医療費削減のために国民皆歯科健診などの施策を進めています．これは口腔内を健康にすることで，口

腔疾患起因の疾病を減少できるという報告が多くなったことに起因しています．このような方針は，歯科衛生士がいなくては成り立たないものです．歯科衛生士アンケートの中でもありましたが，院長が偉そうに威張っている歯科医院からはどんどん歯科衛生士が辞めてしまいます．また職場の人間関係を良好にするための意識が働かない院長のもとからも，歯科衛生士は去っていきます．そのような歯科衛生士はこの業界に残り続けていくのでしょうか．弊社にも多数の歯科衛生士が勤務しています．彼女たちは一様に「臨床は続けたかったが，過酷な職場環境では身も心も疲れ果ててしまった」と語っていました．歯科衛生士を貴重な人材ととらえ働きやすい職場を提供しない限り，歯科臨床現場から歯科衛生士がいなくなってしまう可能性があります．

　一方で院長がやさしく，職場の人間関係が良い恵まれた環境の中で働いている歯科衛生士は今後も歯科医院に残り続け，さらに同じような目的意識をもった歯科衛生士を連れてきてくれる場合もあります．これはリファラル採用といい，自社の社員から友人知人を紹介してもらう方法で最近注目を浴びている採用方法です．採用までのコストは不要で現在のスタッフとも軋轢が生まれにくいこともあり，歯科医院でも取り組み事例は増えています．

　歯科衛生士が採用できない問題は決して歯科衛生士不足の構造的な問題ではなく，院長次第と考えなければなりません．院長の根底に「給与を払ってやっているのだから，黙って俺のいうことを聞け」などの意識があれば，いずれその歯科医院は立ち行かなくなることでしょう．なぜ，歯科衛生士が必要で，何の目的のために歯科医院があるのかを改めて考えたうえで，必要人数の歯科衛生士の採用ができていない院長は，スタッフにとって働きやすい環境（**人間関係**，**勤務時間**，**有休活用**，**給与**）を提供しているかどうかを見つめ直し，歯科医院の**理念**やビジョンを現在

も働いてくれている歯科衛生士・スタッフと再確認したうえで，職場づくりから変革を始めてみてはいかがでしょうか．

〈参考文献〉
1) 桑田耕太郎，田尾雅夫：組織論，有斐閣アルマ，2003.
2) 和田充夫，恩蔵直人，三浦俊彦：マーケティング戦略，有斐閣アルマ，2000.
3) 中野　崇：マーケティングリサーチとデータ分析の基本，すばる舎，2018.
4) 山口正浩：中小企業診断士試験 企業経営理論，早稲田出版，2019.
5) 岡部綾子，城賀本昌子，赤松公子ほか：女子大学生の対人嫌悪感情を測定する尺度開発，女性心身医学，18（3），430-438，2014.

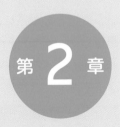

知ってほしい，
私たちが働きたいと思う歯科医院

フリーランス 歯科衛生士
鯉江 夏美

まず，最初にお伝えしたいことがあります．私たち歯科衛生士は"院長に認めてもらいたい"という気持ちが根底にあり，歯科衛生士なりに様々な境遇や思いを抱えて葛藤しています．私たちにとって，院長は雇用主であり，上司であり，指導者，業務上のパートナーでもあります．しかし，総じて立場としては上であることに変わりありません．そのような立ち位置の中で，私たちの思いや希望に触れ，院長の歯科医院経営のヒントになれば幸いです．

　現在，私はフリーランスで歯科衛生士コンサルタントや歯科衛生士学校の非常勤講師，保育園や高齢者施設に主に職員向けの指導をする歯科衛生士として働いております．以前は歯科衛生士専門学校に専任教員として2校，非常勤講師として3校勤務していました．3年生を担任することが多く，学生たちとの関わりの中で，もちろん就職に関する相談に乗ることもありました．また，卒業を見守った教え子，今でも頻繁に連絡をとる子は数百名ほど．ありがたいことに教え子たちのライフステージが変わる門出に立ち会う機会や，お花見や飲み会など気軽に遊びに誘ってもらえる関係を築けています．その中で，よく聞くことは就職先の不満，疑問，不信感….どうしてそうなってしまったのか．新卒で就職先を決めた時はあんなにキラキラしていたのに．就職してから数年で何があったのだろうと定期的に話を聞いてきました．しかし，不思議なことに歯科医院や院長，待遇に関することは星の数ほど不満が出てきますが，歯科衛生士という職業には一切の不満はなく，むしろ年々好きになり，歯科衛生士であることを誇りに思う子たちばかりでした．歯科衛生士である自分は好きで，ずっと続けていきたい気持ちがあるのに，実際の現場では歯科衛生士不足の現状があるのはなぜでしょう．

❶ 学生，新卒者，既卒者の心理的変化の傾向

歯科衛生士になり，キャリアを積み重ねていく過程において，心理面ではどのような変化があり，就職先への**モチベーション**はどのように変化していくのかをまとめました．

1）学生…歯科衛生士養成学校に在学中の3年間

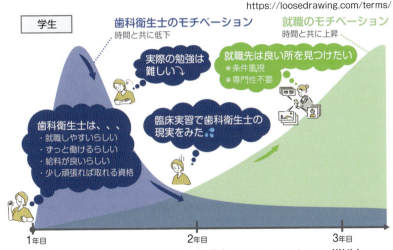

歯科衛生士のモチベーションと就職先へのモチベーション（学生）

現在の歯科衛生士養成学校で学生募集の際の決まり文句としては，
　①就職しやすい
　②**給料**が良い
　③医療系国家資格なのでずっと働ける
　上記3点はどの歯科衛生士養成学校でもよくいわれていることです．学生たちの志望動機としてもこれらをいって受験する子は多いです．歯

科衛生士と出会うきっかけがあり，憧れて志望する子もおります．

　しかし入学後，こっそり教えてくれる志望動機としては，
　　①医療系の中でも比較的手が届きやすい国家資格だと思ったから
　　②看護師よりは夜勤もなく楽そう…
　　③医療系だけど厳しくなさそうで，華やかにみえた

　上記3点は，モチベーションを高く持ち，熱心に働いてほしいと考えている院長からするとなんとも呆れてしまう内容かもしれません．とはいえ，歯科衛生士になるべく学校生活がスタートしていきます．お気楽に入学をしたので，初めて触れる専門科目で入学早々に心が折れます．その後，一番の山場としては臨床実習です．臨床現場で実際の治療や患者さん，歯科衛生士の姿を見てしまいます．現場を見て，理想と現実は違うと思ったことで学生たちから多くいわれたのは以下の通りです．
　　①院長の顔色ばかり窺って，恐縮している
　　②歯科助手とたいして変わらない
　　③肉体労働で，勤務時間が長い，常に疲労している
　　④院長とスタッフ，またはスタッフ同士の仲が悪い

　この頃になると歯科衛生士への憧れや職業としての情熱のモチベーションは最底辺となります．派遣された実習先での理不尽さや現実に触れ，進路を間違えたかもと違う道に進む学生も少なからずおります．

　また，社会人としての礼儀やある種の諦めを学んでいくのもこの時期かと思います．その後，歯科衛生士としても社会人としても成長し，最後の国家試験を受ける頃になると就職へのモチベーションが沸き上がります．就職へのモチベーションが上がるのは良い傾向ですが，実際は現実の歯科衛生士を知ったものの，後には引けず進むしかない．だからせめて，就職先は待遇が良いところがいいと就職先の条件に異様なこだわりを見せる学生が多くみられます．一方で，歯科衛生士としてのスキル

のなさや自信が持てず不安な学生は，条件より**教育環境**の充実を重視する傾向にあります．歯科衛生士になった後に専門性を高めスキルアップを目指し，認定資格をとる選択もあります．しかし，この段階ではいずれのタイプも専門性について考えるのはまだ先で，全く考えていない学生がほとんどです．歯科矯正や口腔外科に特化している歯科医院や，予防中心で患者担当制は第一希望からもれなく排除されます．まずは歯科衛生士として一般歯科を経験しようと考えます．

	待遇重視タイプ	教育重視タイプ
重視する項目	・給与，賞与 ・休日，長期休暇，有給休暇 ・保険，年金関係 ・特典（社員旅行，食事会，社員割引で物品購入や矯正，ホワイトニングができる）	・教育環境（勉強会，院内セミナー，マニュアル） ・セミナー参加費用補助
性格	・明るく，めげない ・リーダーになり得る ・手技は感覚タイプ ・どちらかというと気が強い	・内向的で真面目 ・コツコツ努力できる ・納得しないと動けない
注意事項	・提示されていた条件と相違があると退職の決定打となる ・転職への決断が早い	・定着率は高いが，慎重がゆえに消極的 ・教育されていることに安心し，伸びしろは少ない．もしくは，ゆっくり

　上記はあくまで統計的な傾向になりますが，院長の歯科医院のコンセプトや方針に向かって不足分を補う人材補給が重要です．また，既存スタッフとのバランスが必要となるので，求人は非常に難しいことと思います．現時点で募集したい人材を明確化して，着目してもらえる求人票を出すと良いかもしれません．
　これまでは，学生の心理的傾向や何を重視し求人票を見て就職を決め

るのかという点でした．どちらかというと募集に関することが中心でしたが，定着に関しては新卒，既卒者の心理的変化が関わってきます．

2）新卒者…卒後 1 ～ 3 年目の新人

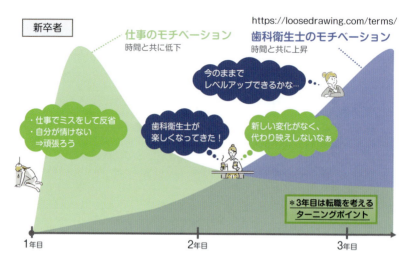

歯科衛生士のモチベーションと仕事のモチベーション（卒後 1 ～ 3 年目の新人）

　卒業してから，1 ～ 3 年の新人歯科衛生士は，就職した歯科医院で新社会人として新たな生活をスタートします．新卒 1 ～ 3 年は今後の歯科衛生士人生の基盤を作る大切な時期となります．この時期に出会う院長や先輩歯科衛生士が非常に大事になるのではないでしょうか．最初は未熟なので，たくさんミスをしたり，怒られたりすることでしょう．とにかく必死に日々を送る 1 年となります．4 月から仕事が始まると，最初の小さい山場はゴールデンウイークです．卒業をした教え子から例年この時期に連絡が来ます．順調に日々を充実して過ごしていますという報告なら一安心ですが，そうではない話のほうが多いです．期待に胸を

膨らませて就職をして，仕事を覚えようと日々緊張感をもって出勤をします．学生時代は遅刻や欠席が多い学生も，仕事となると不思議なことに無遅刻無欠勤です．そんな毎日の中，ふと訪れる連休で自身の1か月の働きを振り返ります．当然のことながら，仕事ではミスをして怒られてばかり．できない自分が情けなく，この仕事は向いていないのではないかと思い始めます．あんなに辛かった学校生活と国家試験を耐えて国家資格を得たのに…と少なからず何者かになれたというプライドを持っていた矢先に出鼻をくじかれるのです．まずは3か月頑張ろうと思い8月のお盆休みまでは切り抜けます．その頃になると，少しずつ怒られることや，注意をされることが減っていき，新人に割り振られた業務をこなせるようになります．気持ち的にも少し余裕が出てくると，ふと周りの環境に気づきが生まれます．教え子たちや後輩から相談される内容は，大きく分けて3項目です．

　①院長や先輩歯科衛生士，スタッフとの**人間関係**
　②**待遇**（求人票との相違や，労働力に見合う対価かなど）
　③歯科衛生士業務
　上記項目を1年目歯科衛生士の1年間の経過とともに表記します．

①人間関係

3か月	院長，面接の時と全然違う 　⇒まだ新人だし覚えてもらえてないのだろう 院長，なんか怖い 　⇒自分のアシスタントワークが下手だからしょうがない 先輩歯科衛生士，忙しそう 　⇒聞きづらいな，教えてもらいたいのに 怖いスタッフがいる 　⇒新人歯科衛生士より「歯科衛生士」をしている…

6か月	院長，面接の時と全然違う 　　⇒院長が何を考えているのかわからない 院長，なんか怖い 　　⇒いわれたようにやっているに，何が違うのだろう 先輩歯科衛生士，忙しそう 　　⇒あ，この先輩もまだわからなくて余裕がないのかな（私と歯科衛生士 　　　歴1年しか差がないもんな） 怖いスタッフがいる 　　⇒勤務歴も長いし，誰もこの方には意見できない
1年	院長，面接の時と全然違う 　　⇒もう院長を理解しようと思わない．関わらないようにしよう 院長，なんか怖い 　　⇒いっていることが毎回違う．理不尽だ 先輩歯科衛生士，忙しそう 　　⇒これが合っているのかわからないまま，先輩のようになっていくのか 怖いスタッフがいる 　　⇒今度は何をいわれるのかビクビクしている

②待遇

3か月	お給料嬉しい（まだいろいろと気づいていない） 勤務時間が長いような 　　⇒新人で仕事が遅いから，しょうがない 勤務日数が多いような 　　⇒研修や勉強会参加は新人だから，しょうがない
6か月	お給料嬉しい 　　⇒試用期間終わったよね，雇用条件と少し違うような… 勤務時間が長いような 　　⇒お昼休みがない，残業しているのに… 勤務日数が多いような 　　⇒勉強会などは出勤にならないけど，うやむやにされている
1年	お給料嬉しい 　　⇒昇給がないと聞いた．労働に対する対価が見合っていない 勤務時間が長いような 　　⇒サービス残業が常態化．でも誰も何もいわない 勤務日数が多いような 　　⇒有給休暇の取得なんてできないと悟る

③歯科衛生士業務

3か月	診療補助や雑務が中心 　⇒まだまだ新人，教えて頂けるのはありがたい 予防処置や保健指導 　⇒スケーリングやTBIは自信がない．せっかく歯科衛生士になったのだから，やりたい気持ちはあるけど，もう少し慣れてから
6か月	診療補助や雑務が中心 　⇒日々の業務に慣れてきた，次の段階に進みたい 予防処置や保健指導 　⇒予防処置をやり始めたけど，これで合っているのかな．他院で働いている同級生はSRPに進んでいる…
1年	診療補助や雑務が中心 　⇒まだまだ新人だからしょうがないけど，これでは歯科助手さんとあまり変わらない 予防処置や保健指導 　⇒院長や先輩に聞いても正解がわからない．同級生と比べて，自分は出遅れている気がする

　このように，新卒から1年を経過する頃には**人間関係・待遇**・歯科衛生士業務において気持ちの変化があるようです．学生時代に就職に対してのモチベーションや待遇への期待はピークを迎えて働き始めます．しかし実際に勤務を開始すると，時間の経過とともに下がる一方です．就職して3か月以内は仕事をできるようになるまで必死なので気づかないことも，6か月目には不満が出てきます．期待していた分，裏切られたような気持ちになります．1年を経過する頃には，不満は怒りになって「1年働けばもういいですよね，辞めてもいいですよね！」と鼻息荒く連絡をしてきます．怒って相談をしてくる子には，1年だと良いところも悪いところもまだわかり切っていないのに早く見切りをつけていいのか，もう一度冷静に考えてもらえるように促します．また，不満に思うことが院長に相談して解決できそうな内容なのか注意深く聞き取りを行います．怒っているということは，まだ期待しているということで，

まだ働きたいと思っているからです．潔くスパッと見切りをつけられる子は何の相談もなく，いつの間にか「もう辞めましたよ〜」とケロっとしています．退職理由も謎のまま辞める意思が固く，決定事項として，相談するわけでもなく，院長に伝える子のパターンです．一方で，「就職先を間違えました，もう歯科衛生士の職自体をやめます」という子は要注意です．その子の中で何か許せないことがあり，どうにも解決することができない，歯科衛生士に絶望してしまった子には，心身共に健康になるためには離れるしかないのであれば仕方がないねと話します．良くも悪くも歯科衛生士という職業は国家資格で，一度取得した資格はめったなことがない限りずっと持ち続けることができる．ありがたいことに，現在では就職に有利で，人が医療を受ける限りなくならない職業です．自分が歯科衛生士を続けられる就職先が見つかるまで転職をしてもよいのではないかと話します．

　辞めるまではいかなくとも，まずは3年，この歯科医院でやっていこうと現状維持を決める子もいます．今の医院のこの部分は嫌だけど，ここは学べるし技術も身につけられそうだからと割り切って考えます．そして3年後には，「基礎は身についたと思うし，そろそろ専門性のある所に挑戦してみようかな」と思い始めます．3年経てばそろそろ一人前で，主力メンバーになったところで飛び立ってしまうことになります．院長からすると，期待していた矢先に辞めてしまう．がっくりと気落ちしてしまうことでしょう．しかし，院長の知らぬところで諦められてしまい，密やかに計画をたてている時期なのが1〜3年の新卒です．とはいえ，初めての就職先で長年勤めている歯科衛生士もおります．1つも何の不満もない職場というのはないはずです．長年勤めることができるのは，良いところと悪いところを比較したときのバランスにおいて，良い方が上回っているからです．そこに，歯科衛生士としてのキャリア

を加えて考えていくこととなります．

　就職に関する**モチベーション**はピークのまま就職し，徐々に低下傾向にあります．一方で歯科衛生士業務に関しては，モチベーションは徐々に上昇していきます．加えて，患者さんとの関わりの中で誰かの役に立つ実感とともに**やりがい**を見い出していきます．2年目に入ると，予防処置の実践的な技術を向上させてできることを増やしたいと思うのはこの頃です．歯科衛生士にとって保健指導は正解がなく，歯科衛生士それぞれの個性が出る分野と考える子が多いように思います．患者さんである他人を行動変容させるには様々なテクニックがあります．健康に繋がる指導をする上で，生活環境が密接に関わっており，患者さんのおかれるライフステージを十分に理解する必要があります．ライフステージは，当事者にならないと全て完璧に理解することは難しく，社会人3年以内の若手にはなかなか難しい分野となります．歯科衛生士歴を重ねると，ライフステージなどの理解が深まることが増え，技術も熟練していきます．成長にゴールがないことと，もっとうまくなりたいという挑戦心を掻き立てられる毎日に面白さを感じます．この時期に，少し背伸びをしなくてはいけない仕事や役割を与え，**成功体験**を積めるように手助けをすると自信に繋がります．また，この医院でこの院長だったからできたのだと結びつけられると，**帰属意識**に繋がります．新卒のこの時期に，たくさん成功体験を積んで職場に愛着があると3年目以降もずっと働き続ける子が多いように思います．新人の教育を同じ歯科衛生士だからとスタッフに任せると，成功体験ができるタイミングを失います．やはり，裁量権がある院長が新人に機会を与え，周りは新人が成功するようにサポートをする体制が望ましいと思われます．

　3年というのはちょうど良いターニングポイントです．歯科衛生士という仕事のモチベーションが上がり，歯科衛生士である自分がどんどん

楽しくなっていきます．残念ながら帰属意識が生まれなかった医院を去ることを決めた子たちや，気持ちがないまま留まる子が存在するのも確かなことです．4年目以降の歯科衛生士の心理的変化はどのように変わっていくでしょうか．

3）既卒者…歯科衛生士になって3年目以降

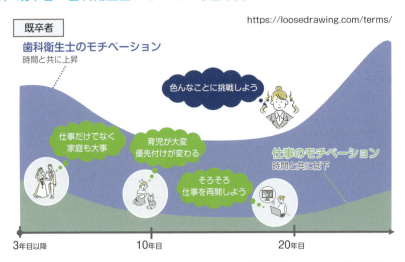

歯科衛生士のモチベーションと仕事のモチベーション（歯科衛生士になって3年目以降）

　3年目以降，歯科衛生士のモチベーションは緩やかに上昇していきます．10年目以降は，医院の中核を担う人材になる子もいると思います．20年目以降ともなれば，歯科衛生士業界を盛り上げる活動や，後輩の育成に携わる歯科衛生士もいるでしょう．積み重ねてきた経験や技術で，様々な場面で活躍できるはずです．しかしながら，就職先や仕事に対してのモチベーションは低下していきます．歯科衛生士の仕事は好きで，続けていきたいけれどこの医院ではキャリアを活かせない．また，その

対価が見合わないと感じてしまいがちです．私の諸先輩方は，「私は歯科衛生士として成長をしてきたが，医院は成長していない」といって専任教員に転職したり，セミナー講師に転身していきました．キャリアがある先輩歯科衛生士が長くいて，若手に見本を見せながら人材の定着と成長を続けることができれば良い循環が生まれるように思います．

　また，男性歯科衛生士が年々増えてきていますが，まだまだ女性歯科衛生士が多いのが現状です．現代は自由な選択が可能で，その中で結婚や出産を選ぶと女性には様々な変化がおこります．歯科衛生士4年目以降となると，ライフステージの変化が起きる歯科衛生士が増えていきます．歯科衛生士の仕事が楽しくなり始めた矢先に，仕事と私生活を天秤にかけることを強いられます．この時，職場に愛着がないと私生活の変化をきっかけにして退職の選択をしやすくなります．ずっと働きたいと思う何かがあれば，絶対的などうしようもない理由がない場合は私生活を工夫して働き続ける選択をするはずです．また，ライフステージの変化に伴い私生活は変化していくわけですが，ワークバランス的には私生活に重きを置く傾向にあります．独身時代は，仕事と自分だけを考えれば楽しく私生活を謳歌できました．しかし，結婚や子育てともなれば自分以外に重きを置くこととなります．一方で，特にライフステージに変化があってもなくても，仕事や職場へのモチベーションが低下する子が多い様子が窺えます．これは，職場の環境や待遇に関して一種の諦めがあり，「まあ，こんなもんでしょ」と納得させているということです．歯科衛生士としてキャリアアップや自己研鑽を積むわけでもなく，一定の給料が入って生活が困っていないから現状維持となります．仕事に時間や思いを割くのであれば，趣味や自分磨き，ネットサーフィンに没頭したいという考えです．もちろん仕事に対する考えは人それぞれで良いですし，生き方を批判するつもりはありません．ここ数年，キャリアアッ

プや出世のために時間を使うより，そこそこに働いていた方が自分らしくいられると考える子が多いように思います．歯科衛生士養成学校で教えている立場としては，せっかく専門職になったのだから知識や技術を高めプロ意識をもってほしいと思う毎日ですが，そういう時代なのでしょう．院長も，ちゃんと働いてくれてはいる，でもあともう一歩なんだよな…．と思う歯科衛生士はいないでしょうか．その子はもしかしたら"なんとなく歯科衛生士"かもしれません．

❷ なんとなく歯科衛生士

　国家試験に合格し，歯科衛生士の免許を取得するまで学生たちなりに大変な苦労をした3年間が過ぎました．就職後，置かれている環境により就職や仕事に関するモチベーションと，歯科衛生士としてのモチベーションの心理的変化は前述の通りです．歯科衛生士としてのモチベーションは上昇するものの，諦めや慣れでなんとなくこのままで良いかと仕事に対しては現状維持に留める子がここ数年増えている印象があります．私自身は，新人期間を経て一通り歯科衛生士業務をこなせるようになると，もっと勉強しなければと思いセミナーの参加や自主練をしたものです．院長に頼りにされるのが嬉しいと感じました．また，追い越したいという気持ちもある尊敬する先輩歯科衛生士との出会いもあり，活躍する先輩歯科衛生士のようになりたいと思っていたものです．しかしここ数年は，あくまで歯科衛生士は仕事の手段として捉えている子が多いように思います．一般職に就くよりは，お給料は良いし就職はしやすい．業務内容にも慣れたし，多少嫌な所もあるが別の歯科医院でまた一から人間関係を築き，業務内容を覚え直すのは面倒だと考えます．なんとなく今の歯科医院でいいかな…と考えます．そして，簡単に便利

に様々な情報が手に入るようになりました．知識は積み重ねて大きくしていくものではなく，その場その場で必要に応じて取得するものになりました．わからないことに出会っても，なんとなくやり過ごすことができてしまいます．歯科衛生士としても，なんとなくやれているからこんな感じでいいのかなと歯科衛生士歴だけがどんどん長くなっていくという事態になります．日々の業務は粛々とこなすし，反発などもない真面目なスタッフとなるはずです．仕事と私生活のバランスや仕事への価値観は人それぞれで良いとは思います．しかし，なんとなく歯科衛生士は変化を嫌います．院長の方針が成長と躍進であれば，消極的な部分が悪目立ちする場面があるかもしれません．安定と継続が方針の院長にはマッチするタイプではあります．一方で，このなんとなく歯科衛生士はずっとなんとなく現状維持で働き続けるのかというとそうでもなく….

　ライフステージの変化で結婚，子育て，介護などで余裕がない時期は，歯科衛生士としての成長を優先できない場合もあります．キャリアアップできそうな医院へ転職したいと思っていても時間がないことでしょう．職場で活躍したいと願っても，配慮で他者へチャンスが流れてしまい悔しい思いもするはずです．また，自ら迷惑をかけては申し訳ないからと諦めたりする場合もあります．そんな思いを経験した歯科衛生士は，自分だけに時間が使える時期が来た時には恐ろしいほどの向上心と情熱で歯科衛生士をまっとうしているようです．そんな先輩歯科衛生士方を心から尊敬しています．向上心と情熱は周りを巻き込むので，このような歯科衛生士を雇った歯科医院は発展していきます．その医院にいたなんとなく歯科衛生士も刺激を受け前向きになり，チームワークが良くなったという話をよく聞きます．少しブランク期間があることや，既存スタッフとの年齢のバランスが気になって採用を躊躇することもあるかもしれません．しかし，歯科衛生士であることにようやく向き合えて情

熱がある片鱗が窺えたら，雇ってみると医院に良い変革が起こるかもしれません．

❸ 今どきの歯科衛生士

　今までたくさんの歯科衛生士の卵たちを見守ってきました．歯科衛生士を目指す子は個々の性格は様々でしたが，どの子も負けず嫌いな子が多いです．患者さんや，医院の役に立ちたいと願う子も同じく多い印象です．ここ数年で，学生とは20歳以上の年の差になり「ママ」や「おかん」と呼ばれるようになりました．新卒者を採用した場合，院長も年の差を感じることがあるのではないでしょうか．正直にいってしまうと，本当に何を考えているのかさっぱりわかりません．時の流れとともに，様々な時代背景とその子が置かれている環境でできあがる性格や価値観とは思います．いつの時代もいわれていることとは思いますが，実際に目の当たりにすると戸惑ってしまいます．「ああ，ここから教えないといけないのだな」と思うことは日常茶飯事で，ふと自分の時はどうだったかなと一瞬だけ現実逃避することはよくあります．情報はその場その場で取得するのが当たり前になった世代です．それが身についているので基本，人の話は聞きません．許容されるのが当たり前の環境なので，人からどう見られるのか深くは考えない子もいます．ですから，態度が悪ければ受け入れてもらえないことを知りません．個性的なのは良いこととして，自由度の高い現代では自分の表現をするのに躊躇しない子が多いです．TPOの意識は低く，集団行動や同調をあまり良いことではないと捉えています．関心がないことには無頓着ですが，不利益を被ると自己主張を激しく行います．一方で，打たれ弱く，諦めが早いので繊細な面もあります．ほんの少しの無理をすれば達成できるかもしれない

事がらも，自分には無理と頑張らないことも．私たちの価値観では叱咤激励のつもりでも，すぐハラスメントと騒ぎ出します．接し方を慎重に考えていく必要があります．このような事態になるのは，立場の上下に敏感になっているからではないでしょうか．学生や新人歯科衛生士の指導にあたる機会が多いのですが，指摘をしなければならない場面は多々あります．指摘を理解し，受け止めてもらえれば何の問題にもなりません．しかし，衝突した際は誠実に説明をするようにしています．「とにかく，そういうことだから」と突っぱねてしまうと心を閉ざされてしまいます．とある学生に，「先生は上の立場だから，下の気持ちがわからない」と怒りをぶつけられたことがありました．その学生が防げるはずのミスをしたので指摘をしたつもりが，その子からすると上から押さえつけられたように感じたようです．どうしてそのように感じたか興味を持った私は徹底的に話し合いをしてみることにしました．すると，その子なりの考えや正義があることに気がつきました．その子とは和解でき，指摘された時は恥や悔しさでムキになってしまったと事情も話してくれました．そのことから，十分に話を聞いて「先生と生徒で上も下もなく，歯科衛生士になる，ならせる目的は一緒で，ただ役割が違うだけです」と話すようにしています．院長とスタッフでは，絶対的な上下関係があるので難しいとは思います．ですが，いい訳がましく聞こえるかも知れませんが，その子なりのいい分を聞いてみたら理解する材料になるかもしれません．話を聞いてもらえるという安心感が，信頼に繋がります．

❹ 募集と定着

　歯科衛生士養成学校の教員をしていると，臨床実習先に訪問し学生の実習の様子を見て指導をするという業務があります．これまで多くの実

習先にお邪魔して，院長や求人担当者とお話をさせて頂きました．皆さん「募集と定着」に関しては悩まれているようでした．人材が確保されなければ，既存スタッフの疲弊につながる．一方で，募集が成功すれば頭数は増えたものの，新人教育に追われ既存スタッフの成長が遅くなる．ちょうど良い循環が生まれるためにはどうしたら良いのかと悩んでいる話をよく耳にしていました．新人歯科衛生士本人や既存スタッフから募集と定着に関して，今まで相談されたことの多いものをまとめました．

新人	既存スタッフ
・採用後知ったが，教育担当は歯科衛生士歴2年目の方だった ・歯科衛生士業務は歯科衛生士に教えてもらいたい ・先輩歯科衛生士がいない ・正解を教えてほしい ・スタッフの入れ替わりが激しい	・自分もまだまだ新人なのに，教育担当になってしまった ・教える時間がない，自分の業務で手一杯 ・業務過多 ・これでいいのか正解がわからない ・なんでこの人を雇ったのだろう

　就職してみると，ベテランがいると聞いていたものの常勤ではなく，教えてもらえない．または，スタッフの入れ替わりが激しいため，先輩歯科衛生士は歯科衛生士歴がたいして変わりなく，お互いに微妙な空気が流れているなど．小規模な歯科医院に就職した場合，歯科衛生士が自分しかいなかった，もしくはいなくなったという子はかなりいました．そういった子は，学校に来て卒後研修を受けたり，愚痴をこぼしにきていました．やはり，どういった境遇でも歯科衛生士は，経験豊富な歯科衛生士に教えてもらいたいとのことでした．もちろん，院長に教えて頂くこともたくさんあります．しかし，歯科医療に関することは歯科医師に，歯科衛生士業務に関することは歯科衛生士に聞きたいのです．

　たくさんの院長とお話をさせて頂く機会があり，皆さん募集に関しては一生懸命にリサーチをされているようでした．求人票の人気が出るよ

うな書き方，学生たちは何に注目するのかなど．頭数が足りないことに目が行きがちですが，どちらかというと定着に力を入れた方が良いのかもしれません．3年目付近で訪れる職場や仕事に対するモチベーションの変化と諦めの壁を乗り越えて以降，ずっと働いていけるような==環境整備==が大事になるはずです．また，上昇を続ける歯科衛生士の==モチベーション==をバックアップする仕組みも整えることが大切です．以前に歯科衛生士コンサルで関わらせて頂いた歯科医院の例をご紹介します．

＜A歯科医院の場合＞

・最寄り駅から徒歩15分，駅には大型商業施設があり3路線乗り入れ
・院長1名，歯科医師2名，歯科衛生士5名，歯科助手3名

駅から少し離れると住宅街が広がっており，大きなマンションも多い．

ユニットは8台，治療が中心でアポ枠は20分．歯科衛生士が行うメンテ枠はあるものの，担当制ではない．ほとんどは，治療が一通り終了した後の最後のクリーニングという感じ．立地が良いこともあってか，新患は多いが途中離脱も多く，治療が終われば次の何かがなければ来ないことが多い状況．とにかく忙しく，スタッフ全員が集まるのは朝礼の10分ほど．

A院長から，「立地や==雇用条件==は比較的に良い方なのに，歯科衛生士が3年以上勤務してくれたことがない」とのことでした．確かに雇用条件は申し分なく，通勤や帰宅時の買い物などを考えると，常に応募はありそうな人気医院です．しかし，実状としては非常に定着しづらい循環に陥っていました．最短では1か月，最長で2年8か月で歯科衛生士は辞めていきました．誰かが辞めてはすぐ求人票を出し，即採用を繰り返します．医院は新人で溢れ，新人が新人を教えている状況でした．常に求人サイトに求人票を出している歯科医院って内情はこんな感じなのだろうな…とぼんやり思ったのを覚えています．そんな状況下で，患者

さんの抱え込み（リピーター化）を目的とする予防に力を入れたいと院長の急な方針転向です．そのためにはスタッフの増員をしたいとのご相談でした．話を聞いた当時，A院長は「3年以上働いてくれる子を探している，長く働いてくれる雇用条件を教えて」というお考えのようで，定着に関しては，あまり気にされてないご様子でした．雇用条件は良いのに定着しないのはなぜでしょうか．勤務していた歯科衛生士に話を聞いたところ様々な思いがあったようです．

雇用条件に対して	・立地や勤務時間には満足している ・給料は良いけど，数年後の昇給は見込めない ・有休が取れない，取りづらい
医院に対して	・とにかく忙しい，スタッフ間のコミュニケーションはない ・大衆居酒屋のようにとにかく回転重視，ホスピタリティを感じない ・時々スケーリングをする歯科助手みたいな感じで，歯科衛生士らしい業務内容ではない
院長に対して	・忙しそうで話しかけづらい ・イライラしている ・何を求められているのかわからない ・新人を雇用する時，既存スタッフとのバランスを考えてほしい ・スタッフの名前，覚えていますか

　上記のような，不満や愚痴がどのスタッフからもいわれました．この聞き取りをした時に初めて，予防を取り入れることを知ったスタッフがほとんどでしたが，予防中心の医院になることには大賛成ということでした．しかし，いきなり「歯科衛生士が中心になって予防を取り入れていくから，よろしく」といわれてもと戸惑うばかりです．そこで，以下の項目をA歯科医院に提案をしました．

①歯科衛生士業務のスキルアップ
②業務記録の統一化
③TBIの方針の統一
④医院全体の利益を考える

　今まで，超音波スケーラーで歯石を除去した後に簡単な磨き残しの指摘とリコールのお勧めしかしませんでした．また，歯科衛生士の入れ替わりが激しいため，何が正解かわからないまま，ただ業務をこなす毎日だったのでやり方や考えがバラバラでした．「A歯科医院ではこの流れで，この方針でいこう」という指針ができたので，歯科衛生士は迷うことなく自信を持って歯科衛生士業務を行うことができるようになりました．加えて，予防への導入や流れをある程度パターンを作りシステム化することで，歯科衛生士同士，先を予測できるので連携できるようになります．また，担当した歯科衛生士によっていっていることが違って患者さんが混乱するということも防げます．このような予防中心の歯科医院を目指すべく，歯科衛生士のコンサルを進めていきました．加えて，売り上げや経営に関しても意識しなくてはいけないこともお話をしました．歯科衛生士は「ここは院長の医院だし，経営は知らない」「自分の歯科衛生士業務をこなして，お給料がもらえればいい」と考えがちです．予防中心になるということは，アポ時間は取られるが利益率は低くなります．当然のことながら自費クリーニングや物販，審美面への促しが必要です．この話をすると，頭ごなしにセールスは良くない，やりたくないと考える人もいます．しかし，お金をかけたくないと思う患者さんもいれば，価値を理解しお金を出す患者さんもいます．歯科衛生士は正しく説明し，患者さんの価値観に合ったものを提供しなければなりません．何よりも，私たちが歯科衛生士でいられるためには働く場が必要になるわけです．その場を気に入り，通院してくれる患者さんのためにもずっ

と医院を発展させる努力をするのは当たり前のことです．
　院長には以下の項目をお願いしました．
　　①定期的にスタッフミーティングをするための時間を作る
　　②院長自ら個人面談を全スタッフに対して定期的に行う
　　③しばらく求人募集をしない
　　④勤務時間内で歯科衛生士の自主練やカンファレンスの時間を作る
　結果1）治療中心から予防中心へ
　　・完全に移行できたわけではないが，リコール率が上がった
　　・常連の患者が増えて，雰囲気が良くなった
　結果2）歯科衛生士やスタッフの変化
　　・歯科衛生士が歯科衛生士らしく生き生きとしている
　　・スタッフ間の団結力が高まった
　　・スタッフ一人ひとりの性格や目標などを理解できた
　結果3）歯科衛生士の定着
　　・移行時に2人辞めた（雇用条件が良くて働いていたので，予防中心への方針転向や歯科衛生士業務が増えるのは嫌だった）
　　・3名は現在も勤務中　（うち一人は育休後復帰）
　このように，3名の主要メンバーが定着し，主要メンバーとして現在も10年近く勤務をしています．この3名に続く新人も先輩歯科衛生士の背中をみてしっかり成長中です．このA歯科医院の例が大成功といえるかはわかりません．ですが，定着から整えなければ，募集したところで新人が育たないという悪循環からは抜け出せません．A院長はスタッフのための時間を捻出し，理解する努力をしました．その結果，歯科衛生士としてのモチベーションが今どの程度かを把握し，適切な促しをすることができました．また，待遇面でもベストな時期に必要な分を与えることができたそうです．スタッフも院長を理解し信頼をもって歯科衛

生士として邁進することができたと教えてくれました．私のような，時々現れていろいろ聞いてくれる謎の人物の方が本音をいいやすかったそうです．うまくフォローアップしながら院長との橋渡しをして，ついでに歯科衛生士業務のシステム化の整備や練習に付き合うこともコンサルタントが行う仕事です．1つの歯科医院だと，自分たちだけの考えで凝り固まってしまいがちです．自身の医院の募集と定着の良い循環を生むためにどうすれば良いのか悩んでいる院長がいらっしゃれば，思い切って第三者を頼ることや，意見を聞くことは意外に良いのかもしれません．

❺ 私たちが働きたい歯科医院

本書の執筆をさせて頂くにあたり，歯科衛生士仲間や教え子たちに質問をしてみました．返答の内容は以下の通りです．

Q. 院長に求めること
A. ・スタッフとコミュニケーションをとってほしい ・嘘偽りがなく，誠実であってほしい ・時間を守ってほしい ・機嫌でいうことや，行動を変えないでほしい

Q. 今まで退職した理由は何ですか
A. ・業務に追われ，疲弊した状態が続いたため ・雇用条件と実際に相違があったため ・人としての尊厳を持って働けないと思ったため ・医院の方針が自分と合わないと思ったため

多くの回答がありましたが，皆さん同じような回答でした．ということは，同じような境遇や悲しい思いをした歯科衛生士が多いということです．毎年6,000～7,000名の歯科衛生士が国家試験に合格していま

す．その中で，ずっとこの院長のもとで働き続けたいと思える歯科医院を見つけることができた歯科衛生士はどのくらいいるのでしょうか．

　歯科衛生士の働き方も多様化しています．とはいえ，院長をはじめとした歯科医師と共に働くという基本的関係性は変わりません．私は，教え子には「せっかくとった資格は擦り切れるくらい使いなさい」と教えています．その教えを守ってくれているのか，本当に頑張って歯科衛生士を続けています．第一線で活躍をされている先輩歯科衛生士もたくさんいらっしゃいます．これまでたくさんの歯科医院にお邪魔しましたが，歯科衛生士が元気で生き生きと「歯科衛生士」をしている医院は活気があり発展しているように思います．その歯科医院は，院長との関係性が良好です．雇用条件ももちろん大切です．ですが，どの歯科衛生士に聞いても「歯科衛生士になって良かった」といいます．やはり，私たちは歯科衛生士として輝いて働かせてもらえる院長のもとで働きたいと思うのです．

第3章

求職者に選ばれる歯科医院とは

シャープファイナンス株式会社
織田　豊久

コロナ禍を経て企業活動が再開しただけでなく，労働生産人口の構造課題から至る所で人員不足の声を聞く昨今の日本ですが，歯科衛生士採用においては，出産・育児後の復帰率が低い点や歯科医院という労働環境課題から，よりいっそう採用困難な状況にあります．

　本章では歯科医院と歯科衛生士のマッチングにて採用を支援するサービス『デンタルマッチ』を運営する弊社が，求人，採用をテーマに，実例を踏まえてそれぞれに抑えておきたいポイントを整理していきます．ぜひ，経営者やCHO or CHRO（最高人事責任者）の視野からお読みになり，求職者から選ばれる医院へと変革を進めてみましょう．

　医院向けサイト：https://medicallives.com/product/medicalshift-dm/

❶ 求人のポイント

1）採用理由にウソは厳禁

　歯科医院が歯科衛生士の求人を行う理由は，大きく分けて以下の2つではないでしょうか？

　　①開業や分院，チェアの増設などで，新たに歯科衛生士の労務提供が必要

　　②勤務していた歯科衛生士が離職し，新たに別の歯科衛生士の補充が必要

　この2つ，理由は明確に違いますが，意図して違いを明確にしない求人はかなりあります．特に②に多いのはなぜか．それは「離職する＝環境が良くない」ことを自白する行為と捉えているからと思われます．これから求人を行うのですから，不利益なことを隠したい気持ちは十分理解できます．ただ，その状況で雇われた歯科衛生士も，入職後すぐに事情を理解しますので，説明にウソが含まれようものなら，「院長に騙

された」とスタートからマイナスの心象を抱かせることになります．

　歯科医院においてもっとも不幸なことは，入職した歯科衛生士がすぐに離職し，採用活動を延々と続けなければいけないことですので，その苦難を回避するには，努めて事実を開示する姿勢が望まれます．

2）求めるスキルや依頼業務をハッキリさせる

　「歯科衛生士であれば誰でもいいから，早く採用したい」と考える方はここにはいないと信じていますが，実はこの思考の院長も一定数存在します．では，この思考の何がマズイのか？それは，『歯科衛生士＝売り上げのためのツール』と捉え，理念や協働する仲間という思考が欠けているからです．某ドラマのような失敗しないスキル保有者はこの世に存在しませんし，経験による対処可能域も人により差異があって当然です．自院の歯科衛生士のスキルマップができていて，どのスキルを持った方が来られると相乗効果が高まる，スキル補填が可能か，この水準に達していないと通院患者に迷惑がかかるなどのマッピングがハッキリしていると，協働してほしい層へのアプローチが格段に高まり，応募する歯科衛生士も自身の保有スキル活用を見据えた応募が可能になります．

　歯科衛生士業務は歯科医師・助手が担当することとのすみ分けが明確に線引きされるジョブ型雇用の典型であるため，図1のように何をしてほしいのかをハッキリさせるだけでも，採用の質向上に繋がります．

3）歯科医院の特長を皆で考える

　採用業務に関わっていると，応募の多い歯科医院と，全く応募がない歯科医院の双方をよく目にします．この極端な差は，家から近い等の絶対条件の違いを除くと，

　「この歯科医院で勤務すると，どのような成長ができるのか」

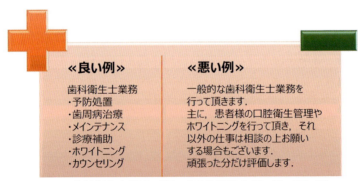

図1 歯科衛生士採用の際に求める業務の良い例，悪い例

「どんな環境で仕事ができるのか」の情報量の違いにあると感じています．開業から時間が経過するほど，他院との特長の差に気づかなくなるため，他を経験したスタッフに自院の良いところを聞くと，「えっ，これが良いの？」と目からウロコなこともあるようです．

また，盲点として逆効果になるPR物にスタッフ紹介の写真があります．求人サイトで仲が良い感じの集合写真を見たことはありませんか？あの写真は新卒採用や20代の転職向けには効果が期待できますが，応募層の大半を占める30代以上には，「育休明けの私には馴染めないし，スキルも鈍っているから難しい」「指導も任されて負担になる」と感じ，応募へのためらいが増えることもあるそうです．とはいえ，画像がなく文字だけだと廃れた印象にもなることから，

「院長とは別の休憩室があり，マッサージチェアも完備♪」

「充実の設備で効率性バツグン！ 分担明確で歯科衛生士スキルを存分に発揮できます」

などの写真を掲載すると，マスではなく，欲しい層に向けたPRができて，満足度の高い採用に繋がります．

4）条件が高いほど良いとはいえない

　昨今の歯科衛生士採用の過酷さから、時給・月給アップを指南・検討されることも多いかと思いますが、いくらにすれば良いかを悩む院長も多いと思われます．
　・各都道府県の最低賃金から考える
　・近隣歯科医院の募集賃金から考える
　・現在勤務する歯科衛生士賃金から考える

　もらえる額が多ければ多いほど嬉しいのは当然ですが，**給与**は労働の対価と考える立派な歯科衛生士だと、高ければ良いという考えに至らないことがあります．むしろ実力以上に高額だとスキル不足から自責の念に駆られる方もいますので、適切な額を算出することは非常に難しいといえます．

　ではどうすべきか？答えとしては、事業計画から逆算して求め、先に記載した3つの考えと調整することが最も合理的と考えます（**表1**）．経営者としてない袖は振れませんし、他院と引き上げ競争を行うことが得策ともいえません．考えられる事業計画に支障をきたさない範囲で

表1　事業計画（PL）

勘定科目	金額（千円）	算出根拠
売上高	250,000	週○名×■千円×52週
給与	100,000	院長○，Dr○，DH○，DA○
その他人件費	20,000	賞与・社保・退職金等
減価償却費	5,000	購入機材分
賃借料費	22,000	家賃○，車■，リース▲
○○費	30,000	～～～
○○費	22,000	☆☆☆
営業利益	51,000	

アンダーマイニング効果
- 自ら行っていたことが報酬を受けることによって目的が報酬にすり代わり，内発的動機づけが失われる心理現象

エンハンシング効果
- 外発的動機づけによって内発的動機づけを高める現象

内発的動機づけ
- 「おもしろい」「もっとやりたい」といった，行動そのもので得られる快感や満足感が行動の理由になること

外発的動機づけ
- 賞賛やお金といった「報酬」を得るため，もしくは「怒られたくない」「罰を受けたくない」と嫌な結果を避けるために行動しようと思うこと

図2　内発的動機づけと外発的動機づけ

　納得できる金額を設定することで，スタッフにもなぜこの金額なのかを説明できるメリットができます．

　また，金銭インセンティブの持続効果は1か月程度ともいわれ，金銭以外の環境向上の方が高い持続効果をもたらすともいわれています．

　また，の効果は上手くバランスを取ることで持続に繋がり，その支柱は内発的動機づけであることがわかります．歯科衛生士はスキル向上意欲の高い方が多く，新幹線に乗って遠方からでも自費で研修参加する方もおられることから，学びたい意欲を刺激するサポートを手厚く（例：年間研修費補助は上限10万円で勤務扱い，ただし参加時は他者の学び支援のためレポート必須），その分給与は5千円/月低く設定して経費総額を調整するという考えも成立可能です．図3のように思想と設計を上手く組合せることでも歯科衛生士の内発的動機づけを刺激す

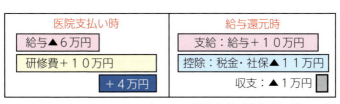

（ウォーターフォール図を参考に収支をイメージしている）
図3　支払方法による本人手取り差異

ることは可能です．

　このような検討・決定は経営者視点を持つ院長にしかできないことですので，「高く設定すれば採用できる」という思想の院長との差をつけるためにも，ぜひ身につけて活用頂きたいと思います．

❷ 採用のポイント

1）様々な採用方法とその違い

　現在日本で行われている採用活動の主なものは**表2**の14手法です．
　どれも一長一短があり，各歯科医院が抱える採用課題や対処できる時間とお金によっても採るべき手法が変わりますが，一般企業と違い人事部がない歯科医院においては，院長のプレイヤーとしての時間確保のために外部活用可能な求人情報誌・求人サイト・人材紹介を多く活用されているのではないでしょうか．

2）支援会社の見分け方

　「歯科医院ってどこも同じなのでは？」といわれると，「いやっ，そんなことはない！」と反論したくなると思いますが，人材支援会社も同様です．**表2**のような採用手法の数だけ支援会社があり，その各社毎に

表2　日本で行われている主な採用活動

採用方法	概要	メリット	デメリット
ハローワーク	厚労省管轄機関	無料で支援も厚い	開示情報が限定的で求職者の利用少ない
求人情報誌	紙媒体に求人情報を掲載	地域密着型で広く閲覧可	掲載枠に魅力をまとめることが困難
求人チラシ	新聞折込広告など	安価で地域密着	応募は限定的
求人サイト	各社運営サイトでの掲載	利用者多く，周知機会増	応募がなくても費用かかり，採用時も高コスト
合同説明会	ブース出展	直接アプローチが可能	立ち寄ってもらえない／参加人数が少ない
自社サイト	自社WEBでの掲載	掲載内容が自由で業者コストがない	サイト立ち上げに労力／誘導方法がない
人材紹介	マッチングの仲介	労力少なく，コストも採用時のみ	1名あたりコストが高額／大量採用には向かない
SNS	FacebookやInstagram	コストかからず共感者が応募	計画的な発信が必要／炎上リスク
人材派遣	派遣会社に依頼	期間限定雇用が可能	歯科衛生士は現行法で許可されていない
リファラル採用	スタッフの知人・友人を採用	勤務者の紹介でミスマッチが少ない	関係性悪化リスク有
ダイレクトリクルーティング	能動的な採用活動	熱意を伝えやすい	手間がかかる
ヘッドハンティング	いわゆる引き抜き	高スキル者を採用可能	条件合致が困難／引き抜きトラブル有
アルムナイ採用	退職者再雇用	コスト安く，教育費も低い	退職理由による
大学・専門学校	新卒採用向け	ローコストで採用可	スキル未保有者

https://media.bizreach.biz/40170/ を参考に作成

強みと弱みがありますので，自院の要求にどこがマッチするかを知ると，採用活動における負荷とストレスの軽減が可能です．

具体的に探ってほしいポイントは以下の3点です．

　①直近の求職者登録は何人か
　②求職者をどの人材と捉えているか
　③担当者が自分事として言動できているか

まず①の直近登録者について，人材マーケットで大切なことは現在進行形の活動者に支持されているという点です．累計1万名の登録よりも直近30名の登録数の方が重みを持つため，母集団数を確認されるとおおよその採用困難度が把握できます．

次に②の人材の捉え方ですが，人事部門では図4の漢字で表すことがあります．紹介に際しては人財もしくは人材が候補となりますが，売り上げが上がるなら人在や人罪の方でも売り込もうとする会社はあり，何ならこのような方が転職を繰り返してもらうと将来売り上げも期待できると考える会社があっても不思議ではありません．各社の理念や担当者思考がどうなのかは大切な判断ポイントとなります．

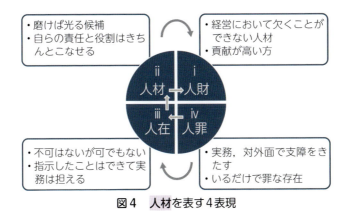

図4　人材を表す4表現

最後に③の自分事ですが，各社担当者ともに多くの案件を抱えているのが現状です．人材業者としては求人・求職の双方が大切な先ですので，多少のズレは理解しつつも部分最適の最大化からご紹介することが一般的です．その際にズレをどう認識して，なぜ紹介したのかをしっかりと説明できる担当者は手放してはいけない人財です．「要件的には70％しか満たさないが，面談時に○○な点を確認した．その点は医院が求める要件に合致するのでぜひご紹介したい」といわれれば会ってみようと思えますが，「合致する方はこの方のみです」では会おうという意欲は高まりません．

　また，近年多いこととしてメンタル不調からの復職者紹介があります．求職者本人が開示しなければ人材各社も把握できないことが多いのですが，キャリア空白や言動・求める条件から気付く機会はあります．その際は開示確認を取ってご紹介を行うことが通常ですが，本人確認をしない，隠して紹介を行う先もありますので，何かおかしいと感じた際は説明を求め，不明瞭時は立ち止まる勇気も必要です．

3）応募者の見分け方

　次に，応募者の見分け方についてですが，先にお話したように採用したい歯科医院側にも隠したい事情やホンネがあるように，応募する歯科衛生士側にも同じ潜在思考があります．ただ，勤務を開始すると遅かれ早かれわかることですので，そこに注力するのはいささか不毛な争いといえます．つまるところ，見学や面談・面接の短時間でどこまでホンネを引き出せるかがポイントとなります．しかし，そのスキルに長けていない際は，表面的な印象で判断することになり，採用後ギャップが生じます．また，技能面でも「できる」と話していたことが「やったことがある」程度だったということもよく聞くギャップです．その際の見分け

方は以下2つです．
　①1-2）で求めたスキルマップ（p.59）と経歴を照らし合わせる
　　⇒どのスキルが欲しいのか，どんな仕事を特に任せたいのかが明確だと，それに即した質問ができて，具体的な回答から判断確率が高まる．
　②人材各社のヒアリング情報から自院適切度を判断する
　　⇒**勤務条件**や家庭事情なども働く上での重要情報ですので，この点は人材会社のプロに聞き出してもらっておくことが得策です．土曜日は勤務できない方がいい出せず，無理して勤務してもすぐに不都合は生じます．それであれば土曜のみスポット雇用者を雇うことでwin-winの関係を築く方が良好です．

4）面接で聞くべきことと，聞いてはいけないこと

　採用面接で聞いてはいけないこと（本籍や思想・信条など）は厚労省がリーフレットにしてリリースしていますので，そちらをご覧いただきたいのですが，聞くべきことは特に定めがありません．知り合いの社労士に聞くと，禁止項目以外は気になったことを全部聞くが正解といわれ，衝撃を受けた記憶があります．経営者として雇用するのだから，雇う以上は定年まで責任をもって雇用を維持する責任があり，その責任に対しての懸念事項があれば確認しないほうがおかしく，言動を起こすことが必要と考えを改めてみましょう．採用は人と人の取り組みですので，何を求めるのかを事前に明確にしておき，包み隠さず要望を出してすり合わせを行う．そして合致しない相違点の妥協範囲を明確にしておくことで，労使ともに納得できる採用にするほかに近道はないのです．

　ちなみに弊社が運営する『デンタルマッチ』は，**表2**の人材紹介にあたり，2024年8月時点では東京・神奈川・愛知・大阪とその近隣府県

のみのサービス展開で，約 60 名 / 月の歯科衛生士登録です．本サービスは，『歯科衛生士にとってこれが最後の就職活動機会にしたい』を支援目的とし，事業性を求めながらも，歯科衛生士の平均勤続年数７年での転職繰り返しによる収益は求めず，採用医院で人財として定着し，各院での理念実現に関わりたいとの想いで運営を行っています．登録数はまだまだ少ないですが，前述の通りウソはつけませんので，多くの歯科医院に選ばれる努力の途上です．なお，『デンタルマッチ』では，上記を実現する仕組みとして，体験雇用とスポット雇用のサービスがあり，マッチング機能とあわせてリスク軽減ができます．

　体験雇用：マッチングした歯科衛生士に半日から数日間勤務してもらい，長期勤務可能か判断してもらう仕組み．医院側も技能スキルや他のスタッフとの関係性などを見た上で雇用可否判断が可能．歯科医院・歯科衛生士ともに望めば転職が決定するため，あらゆるギャップが解消されます．

　スポット雇用：フルタイム雇用ではなく，毎週土曜日のみや，Ａさんの育休期間中のみなどの雇用が可能．ライフスタイル等に即した柔軟な働き方を希望する歯科衛生士からの希望も多い仕組みです．

　事業開始時の対談はこちら：
　　　　https://note.com/medical_shift/n/nd822eeebd0dd
　　　　2024 年秋より全国展開を予定しています．

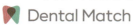

❸ まとめ

　歯科衛生士の存在が，歯科医院運営において非常に重要であることはいうまでもありません．しかし，歯科衛生士はその資格だけでは独立できず，医院に労務を提供してもらい初めてスキルを患者に活用できる立場です．スキル向上を望む歯科衛生士が歯科医師から指導を受ける機会がないという声は，この思考ズレが原因ではないかと感じることがあります．管理者の3大要件は**組織目標**の達成，**労務管理**，**人材育成**ですので，院長が経営数値だけでなくスタッフの成長を意識することが変化のきっかけになるのではないでしょうか．必ずしも豪華な施設や高額報酬が必要なわけではありません．採用する歯科衛生士が輝いて仕事を継続するにはどんな策が必要で，何をすれば内発的動機づけを最大化して働いてもらえるのかを経営者視点で考え続けることが必要と認識いただくことが本章の答えになるはずです．それができる院長の存在は，採用における最大の特長になります．

　とはいえ，院長・歯科医師が患者に対するプレイヤー機能と，経営に対する経営者機能と，スタッフに対するマネジャー機能のいずれにも高レベルを発揮することは困難です．その際は会計士や税理士に委託するように，採用・人事においては人材支援会社を上手く活用いただきたいと思います．数あるサービス運営会社の1つとして，弊社もお役に立てることを願っております．

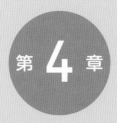

第4章

歯科衛生士のホンネ

Case1 **菊池晴香**
　　　（静岡市立静岡病院勤務　歯科衛生士）

Case2 **西田和美**
　　　（桜台歯科クリニック勤務　歯科衛生士）

Case 1　歯科衛生士と私

菊池晴香（静岡市立静岡病院勤務）

❶ 自己紹介

　歯科衛生士として働いて20年以上になります．一度も歯科衛生士以外の職業に就いたことも仕事をしなかった期間もほぼありません．歯科衛生士になりたいと切望したわけではないのですが，いつのまにか20年経ってしまいました．歯科衛生士になった時から，自分は歯科衛生士に向いているのかずっと悩んでいました．最近になってようやく歯科衛生士として働くことに自信がもて，楽しめるようになっています．50代，60代になっても歯科衛生士として働こうとつい最近になって決意したばかりです．子供が一人いるのですが，我が子に母親が楽しんで仕事をしている姿を見せたいと思い，精一杯働いています．

　転職は2回しています．新卒後は歯科医院，その後は歯科衛生士養成校，今は総合病院口腔外科に勤務しています．

❷ 退職を考えたエピソード

1）新卒時希望していた就職先から求人がなかった時

　授業で病院に勤務する歯科衛生士の話を聴きました．病棟患者の口腔管理を多職種とチームを組み実施することに魅力を感じ，絶対病院で就職したいと考えました．ぎりぎりまで求人が出るのを待ちましたが求人は出ず，さらに当時県外に出る勇気もなかったので，歯科衛生士として就職しなくてもいいと一人で結論を出していました．

また，当時一般の歯科医院に就職はしたくないと思っていました．理由は2つあります．1つ目は，学生実習時に実習先の歯科医師が理由なく厳しかったからです（→**院長の性格・特性**）．歯科医院は雰囲気が良くない所，歯科医師は怖いというイメージがついてしまい，歯科医院に就職してもいいのか不安になりました．2つ目は，担当歯科衛生士の働く姿に魅力を感じなかったことです．当時の実習先の歯科衛生士は愚痴や不満ばかりを言っていました（→**人間関係**）．歯科衛生士という職業は楽しくないのだと感じました．

　さらに，実習先の歯科衛生士業務が診療補助ばかりで，授業で聞いていた歯科衛生士像と違う，歯科衛生士の現実は歯科医師のアシスタントなのかとがっかりしたのを覚えています．今になって思えば，忙しい診療中に何もわからない学生に仕事内容を説明する，中途半端に手を出される，フォローをする，実習簿を記入することが大変だったのかと思いますが，当時の自分にはわかりませんでした．また，実習に対する指導方針等が院内で統一されていませんでした（→**理念**）．

　自分の想いを就職担当の先生に伝えたところ，まずは3年間歯科衛生士として働いてみよう，それから歯科衛生士を続けるのか判断した方がいいと提案を受け，新規開業の歯科医院を紹介されました．すべて新しい場所なら自分の思う仕事ができるかもしれないとアドバイスされ，就職しました．もともと，歯科衛生士になろうと思った動機も曖昧でした．強い思いがなかったこともあり，就職することに躊躇したのだと思います．臨床実習は就職に大きな影響があることを実感しました．現在の職場では今後実習生を受け入れる予定です．受け入れる際には，指導内容・対応を統一し，気持ちに余裕をもち，歯科衛生士の楽しさを伝えていきたいと思います．

2）新卒後 3 年間働いた時

　最初の就職先は歯科衛生士が自分だけ，従業員も自分だけの環境でした．自分が動かないと何も始まらなかったので，一人で何度も講習会に行き必死に知識と技術を習得しました．今ではオンライン研修が増えましたが，当時は地方での講習会は少なく，都心に出向き勉強しました．辛かった思い出はなく，勉強がてら友人に会いに行ったり，観光したり楽しかったです．歯科衛生士として自分から考え実践すること，常に知識を得ることを社会人最初に経験したことは，今の自分の礎となっています．

　3 年間必死で働いてきたのですが，いよいよ 3 年が過ぎたところで，これからも歯科衛生士として働こうか悩むようになりました．自分は歯科衛生士としての技術が身についたのか不安でした．歯科衛生士が自分だけで比較対象がいなかったからです（→成長阻害）．複数の友人に相談したところ，辞めるのはいつでもできるからもう少し頑張ろうと応援されました．ちょうどこの時期に歯科衛生士が複数名採用され，環境も変わり刺激も受けたため，中途半端な状態で辞めたくないと思えるようになりました．指導や管理，マニュアル作りをしながら，今までとは違う業務内容をする中で辞めようという気持ちが薄れてきました．職場を 3 年経ったら辞めると思って就職したことは，もちろん歯科医師には伝えていません．私は歯科衛生士の友人や恩師，知人に相談できたことで気持ちを整理できたことが，離職しなかった大きな理由です．また，院長が 3 年間の仕事ぶりを給与として高く評価してくれことも重要でした（→人事評価）．

3）冠婚葬祭の休みをもらえなかった時（→有給休暇）

　親族の葬儀に参列したいことを院長に伝えた時，嫌な顔をされ，嫌味を言われました．怒りから辞めたいと感じたことが何度もありました．

結婚式参列を伝えた時も同じことが何度もありました．常に休みの希望を出しているわけではなく，一生に一度しかない機会を仕事優先と言われたことがショックでした．家族からは仕方ないと言われました．時代だったのかもしれませんが，今でも忘れられません．このことがきっかけで院長との距離が離れていった気がします．休みの考え方は人それぞれです．面接時にしっかりと確認するべきだったと反省しています．

4）30代を迎えた時

　同じ歯科医院で10年以上勤務しました．年齢は女性にとって，とても重要なポイントです．30代になり，これからのライフプランを考えることが増え，結婚や出産，転職を考えるようになりました．その時の私は仕事が飽和状態で，楽しさが見い出せない状態でした．ここではもう自分の成長はできないと考え，初めて退職を決めました（→業務負荷）．

　また，ライフステージの変化が大きいのも30代です．夜遅い勤務，休みが取りづらい，休みが少ない職場は家庭を持った時に困ります（→勤務時間，有給休暇）．私は結婚が決まった時に退職を決めました．自分のライフプランを素直に話し，相談できる院長との関係性であったならば，すぐに退職しなかったかもしれないと思っています（→人間関係）．

5）雇用主との関係性が変化した時

　どの職場でも最初は必ず夢や希望を話し，お互い理解した上で一緒に働きます．しかし，時が経つと必ず環境が変化します．良い時，悪い時それぞれの変化で雇用主の態度，考え方が変わります．その変化に対応できなかった時が辞めたくなる時です．経営状態が良くなっている時の方が雇用主の態度が横柄になり，コミュニケーションが取れなくなっていくことが多かったです（→院長の性格・特性）．ホスピタリティの気持ちがなくなってしまうのだと思います．これから先ここで働いてい

ら，自分がダメになっていくのではないかと不安になりました．ミーティングや面談をするたびに距離が遠くなったことがあります．また，雇用主がプライベートに介入したことがあり，不快な思いをしました．コミュニケーションを取る時，プライベートな話をすることはプラスになることも多いと思いますが，個人で考え方に違いがあります．雇用主はそれぞれ考え方が違うことを前提に，お互いが心地よい距離感で接するべきだと思います．雇用主の変化は従業員誰もが感じます．従業員同士で話し合って気持ちを共有したり，時には雇用主と話し合ったりすることで解決しました．

❸ 現在の勤務

　現在の勤務先は勤務して8年経ちました．採用当初は9時から16時までのパートタイマーでした．前職で心身ともに疲れてしまったのと，結婚を機に転職しました．就職する前，ライフステージの変化をきっかけに，一生に一度しかない人生だから歯科衛生士ではない職業についてみようとハローワークで就職活動をしました．就職の内定をもらっていた直後に母校を訪ねたところ，学生時代に就職担当だった恩師が現在の勤務先の求人情報を教えてくださいました．顔を立てるつもりで採用試験を受けたのですが，採用されて今に至ります．当時，歯科衛生士は外来に一人，病棟での口腔機能管理に一人と少人数で，外来担当の歯科衛生士が退職するために募集が出ていました．歯科衛生士として働く気持ちがなかったので採用を辞退する予定でしたが，何度も連絡を頂き，その熱意で就職することにしました．今では大変感謝しています．

　上司が変わり，新しい上司から正規職員として採用したいと話を頂きました．正規職員採用試験を受け，現在は正規職員として勤務していま

す．妊娠した際は**産休・育休制度**を申請しました．現在は時短勤務を申請し，週3日8時30分から17時15分勤務です．就学するまでは時短勤務を申請する予定です．時短勤務形態が何種類もあり，子どもの成長とともに変更させて頂いています．今年度は時短勤務2年目になるのですが，曜日指定を外しました．現在の勤務先で歯科衛生士が産休・育休・時短勤務を申請するのは，私が初めてでした．いつか今の自分と同じ境遇になった歯科衛生士が気持ちよく働ける環境を，自分のできる範囲で整えていこうと思っています．時短勤務を申請する際は，上司である歯科医師に相談しています．上司にも子どもがいることもあり，相談しやすいです．時短勤務や急な休みも理解してもらい，ありがたく感じています．また，子育て中の同僚が多く，相談しやすい働きやすい職場だと感じています．同じような境遇の同僚がいることは安心感につながっています（→**人間関係**）．また，ライフステージの異なる同僚がいるおかげで仕事が円滑に進んでいます．子どもの体調不良で休みを頂く時，急患で残業になる場合，自分だけ帰らせて頂く時は申し訳なさでいつも心苦しく感じますが，限られた時間の中で誰よりも精一杯仕事をしようと思いながら働いています．

　勤務した当初は人数不足のため診療補助のみの業務でしたが，歯科衛生士の人数が増員され，病棟での口腔機能管理や周術期等口腔機能管理ができるようになりました．現在，口腔機能管理の統括を任されていて，大変ではありますが，とても楽しいです．マニュアルを作成し，今よりも円滑に進むよう工夫している最中です．今後やってみたいことがたくさんあり，5年後，10年後の自分の働く姿を想像するのが楽しいです．学生の時，病院に就職して口腔機能管理をしたいと希望していたことがようやく叶っています．最近は，多職種と積極的に関わって仕事をし，歯科衛生士として医科の患者の治療のサポートができることにやりがい

を感じています．今年からはNST（Nutrition Support Team）等に入って活動することになりました．今まで以上に口腔機能管理が必要とされ，仕事内容が拡大しています．また，看護師から口腔機能管理の相談をされるようになりました．歯科衛生士を頼ってくれることが嬉しくありがたく感じています．責任を感じますが，多職種の方が相談しやすい窓口を作るようにしていきたいと思っています．私は，多職種と一緒に働く環境が自分に合っていると感じています．同職種だけで働いた時は，仕事内容を比較してしまうことがあり，不満や憤りを感じることがありました（→**人事評価，評価基準**）．今は多職種の一員として認めていただけていることに感謝しながら働いています．とはいうものの，毎日はバタバタ過ぎていき，周りへの配慮が足りないのが現状です．今後は，後輩歯科衛生士や多職種に対しても積極的に関わり，病院内で歯科衛生士として貢献していこうと考えています．

❹ 今後の展望

　歯科衛生士の仕事は「良い意味のお節介焼き」と先輩歯科衛生士に言われたことがあります．20代の時には理解できなかったのですが，今になってその意味がわかるようになりました．歯科衛生士は年齢や経験を積んでからが楽しい職業だと今は感じています．

　独身時代は仕事が生活の大きな割合を占めていましたが，ライフステージが変化するたびにその割合が減り，良い意味で割り切って仕事ができるようになりました．年代やライフステージごとに自分に合った働き方ができる職業であってほしいと思います（→**ワークライフバランス**）．私は，人生のターニングポイントの度に歯科衛生士の資格が役に立ちました．これからもこの資格を活用するつもりです．歯科衛生士が生き生きと働き続けられる未来がありますように．

Case2 仕事に幸せを感じる私

西田和美（桜台歯科クリニック勤務）

❶ 自己紹介

　私が歯科衛生士として働き始めてから，もうすぐ30年が経過します．当時歯科衛生士になるためには専門学校または短期大学のいずれかで学ぶ必要がありました．現在の進学先は4年制の大学または専門学校のいずれかの選択肢があるので，歯科衛生士の仕事が世間的に認知され，その重要性がより一層高まったのだと嬉しく感じています．

　そもそも私が歯科衛生士として働くこととなったのは，高校3年生の時の教育実習の先生に出会ったのがきっかけです．養護教諭を目指して実習をされており，休み時間には先生の空き時間を待って世間話で盛り上がったことを記憶しております．その先生は既に歯科衛生士の資格をお持ちで，歯科衛生士の仕事内容や**やりがい**を大変わかりやすくお話ししてくださいました．それまでは歯科衛生士を将来の仕事として考えたことは全くなかったのですが，その出会いが私を導いてくださり，今も

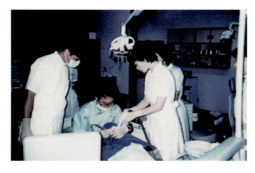

理事長の診療補助をしている様子

歯科衛生士として働くことができています．

　専門学校を卒業して最初に就職したのは，大型医療法人でした．私の配属先は，小田急線沿線で自宅から40分ほどの通勤時間でしたが，大変ではありませんでした．当時，一般歯科医院における歯科衛生士の仕事は，診療補助や片付け業務が中心でした．人手が足りない時は受付で予約管理や会計処理もしていました．時間をかけたTBIやスケーリングをするというよりも，大勢の患者さんの診療が円滑に行われるよう一日中動き回っていました．当時は診療時間が20時終了でしたが，遅い時は21時まで診療が延びることもありましたので，1日の診療が終わると疲れ果ててしまいました（→勤務時間，業務負荷）．忙しい毎日でしたが，診療終了後に歯科衛生士の先輩方に，歯周治療に対する知識や技術を指導していただき，非常によかったです．

❷ 退職を考えたエピソード

　前述したように，帰宅時間が遅くなることが増え仕事が辛くなりました．このままでは心身ともに疲弊してしまうと思い，歯科衛生士を辞めようかと悩んだ時期がありました．私が理事長に話をするタイミングについて悩んでいたところ，悩みを親身に聞いてくださった受付をされていた先輩が理事長に私の状況をお話してくださいました．

　理事長から「勤務先を変えてみるのはどうか？」との提案をいただきましたが，なかなか前向きな気持ちになれず，少し休職しようかと考えていました．でも，自宅から車で約10分ほどの距離にあるところであればもう少し歯科衛生士を続けてみようと思い，新しい職場でお世話になることにしました．公園や散策コースが整備された緑豊かな環境に恵まれた場所に位置するからでしょうか，時間がゆったり流れるような癒

しの雰囲気が漂う歯科医院でした（→**職場環境**）．最初の歯科医院は駅前の大規模クリニックでしたので，全く異なる様子の職場でした．先生をはじめスタッフが良い方々だったことや，患者の多くが気さくで穏やかでしたので職場に馴染むのに時間はかかりませんでした．小さな歯科医院ではありましたが，以前の職場と同じようにスタッフ同士の仲が良かったので，ご飯を食べに行ったり，旅行に行ったこともありました．当時の院長は見た目は派手な先生でしたが，非常に細やかな気遣いをされる方でしたので接遇やマナーはしっかりご指導いただきました．また院長のご指導の下，むし歯や歯周病予防に関する勉強を始めました．現在の歯科衛生士としての基盤を形成する大事な時期だったと思います．

　しばらくしてから結婚そして妊娠をし，出産直前まで大きなお腹を抱えて仕事をしていました．妊娠しても普段通りに仕事をしていて，足台に乗って高いところの物を取ったりすると院長に「危ないから止めなさい！」と注意されることもありました．身体の調子が悪い時はお休みをいただいたり，何かとお気遣いをいただきました．職場の皆さんに助けていただきながら勤務を続け，その後産休に入り，元気な女の子を無事に出産することができました．可愛い愛娘の誕生は言葉にならないほどの幸福をもたらしてくれましたが，21年後に大きなプレゼントを私にくれることになるとは誰も想像ができませんでした．

　育児休暇が開け，職場に復帰することになりました．しばらく仕事を離れていたので，歯科衛生士としてお役に立てるのか不安を感じていました．子育てと仕事の両立は大変なことなのだろうと想像し，産休に入る前と同じように動き回れる自信がありませんでした．色々なことを心配していましたが，すべて杞憂に過ぎず，これまでと同じようにスタッフや患者と世間話をして笑い声が絶えない毎日を過ごしていました．職場復帰した際に，1つだけ変化していたことがありました．院長が交代

をしていました．新しい院長は，理事長の甥っ子，先代の理事長の息子です．私が産休に入る前は，他の医院に勤務されていました．学生時代からその様子を拝見していましたが，一緒にお仕事をするとは考えてもいませんでした．新しい院長とは仕事に関するお話はしましたが，あまり世間話をすることはありませんでした．しかしながら後々，私の働き方に大きな影響を与えてくださった先生の一人になりました．

❸ 現在の勤務

　現在の歯科医療において，むし歯・歯周病予防は当たり前になっていますが，私が歯科衛生士になった時代は「治療」を中心とした診療スタイルが一般的で，歯科衛生士になって10年が経過してもスケーリングやルートプレーニングはままならない状況でした．院内勉強会やセミナーを受講して，見よう見まねでPMTCを実践したり，シャープニングの講習を受け一生懸命にスケーラーを研いだりしたものでした．正確に歯周組織検査，規格性のある口腔内写真撮影，唾液検査について，基本的なことから学び直しました（いまだに口腔内写真撮影は上手くありません）．今では検査結果をまとめ，カリエスリスク分析や歯周病リスク分析をして，患者さんに現状と今後の対応を説明することを行っていますが，どれだけ経験を重ねても歯周基本治療は難しく，患者さんの協力なくしては歯周病の管理はできません．患者さんのやる気を引き出すことは本当に難しいと感じています．TBIや歯肉縁下の感染物除去は決して容易ではありません．縁下歯石の見落としをすることは，正直あります．3年ほど前から，院長が拡大鏡を購入してくださったので，拡大視野の下で処置をするように心掛けています．仕事の中で一番気を配っているのは「患者さんとのコミュニケーション」です．患者さんのやる

気を引き出し，積極的に口腔ケアを行っていただくことや，継続して来院いただくために歯科衛生士としてのコミュニケーション能力が問われます．患者さんと世間話をしてリラックスしていただき，患者さんの緊張を解くようにしています．

　歯周基本治療やメンテナンスを行った後は院長に確認をいただいていますが，磨き残しや歯石の取り残しがあると厳しくご指摘を受けます．悔しい思いをすることもありますが，院長は粘り強く指導してくださいますので，50歳を過ぎても僅かずつですが成長しているように思います．診療でわからないことがあれば質問をして解決するように努めています．時に私にオススメの教科書（X線写真クイズ，医歯薬出版はオススメです）があれば，内容を共有して勉強をすることもあります．セミナーや他医院の歯科衛生士と一緒に勉強会を行うこともあります．プライドを持って働く歯科衛生士にお会いするとモチベーションが高められ，いくつになっても勉強して**スキルアップ**をしたいと考えています．

　この3，4年は在宅診療にも取り組んでいます．今まで来院されていた患者さんが健康上の理由や体力の低下により通院困難になってしまう

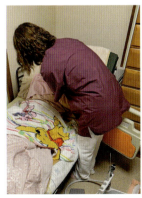

訪問診療の様子

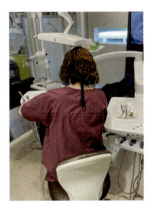

予防診療の様子

ケースが増えました．できることならいつまでも患者さんの口腔ケアに携わりたいと思い始めました．ご自宅に伺うと患者さんに凄く喜んでいただけますので，訪問診療に取り組んで良かったと心から思います（→やりがい）．昨今の歯科衛生士には，予防医療を引き続き学びながら，在宅医療の知識や技術も高めることが求められていると考えています．

　7，8年前までは有給休暇は取得しづらい状況でした．スタッフ同士で休みを入れ替えて，休みを調整していたこともありました．有給休暇の消化率は非常に低かったように記憶しています．ここ数年の労働環境整備のお陰で，有給休暇の取得が容易になりました．元々が人手の多い歯科医院ではありませんが，私を含めた常勤歯科衛生士が3名になったので，若い歯科衛生士と情報交換しながら出勤人数に配慮して休みを取っています．

　私の残りの人生や歯科衛生士としての賞味期限を考えると，遊びも仕事も後悔がないように日々を過ごしたいと考えるようになりました．50歳を過ぎても歯科衛生士としてスキルアップしたいです．最近，糖尿病と歯周病の関わりが取り上げられ，関連書籍も出版されています．歯周病治療が糖尿病患者の血糖コントロールにどのような効果があるのか，また歯周病治療やメンテナンスは従来通りで良いのか等勉強したいと考えています．また，やり残したことがないように好きなことをしたいと思っています．休みを取り過ぎて院長には時々白い目で見られますが，「人生いつ何が起こるかわからないから，やりたいことは我慢しないでくださいね」と言ってくださいます（お休みをたくさんいただき，ありがとうございます）．

　休みの日に家でじっとしているのが苦手なので，友人や家族と出かけるのが大好きです．昔からのご縁を大切にしていることが幸いしてか，最初に就職した時にお世話になった先生やその奥様と出かけることもあ

ります．旅行やコンサート，美味しいレストランで幸せな時間を過ごすなどして，休日を満喫しています．また競馬場に足を運んで，競走馬の走る姿や芝生の緑を目で楽しむといったこともしています．ライフワークバランスを考える時代になり，休みが取りやすくなったと実感しています．

　女性の場合は，妊娠・出産によって今後のキャリア形成が困難になり，働き方を変えなければならないことはよくあることだと思います．育児休暇後に職場復帰を受け入れてくださったり，子どもの体調不良で当日にお休みをいただくなど，現在の職場は子育てを応援してくださったので今日まで歯科衛生士を続けることができました．職場の==人間関係==や==職場環境==に恵まれ感謝しかありません．

❹ 今後の展望

　私は50歳を過ぎましたので，やはり今後の人生をどのように生きるか考えることが多くなりました．40歳半ばまでは家庭・子育て・仕事の3つのことに心血を注いで，夫や子どものために自分の時間を捧げてきたように思います．==ワークライフバランス==と世間で言われるように，私も自分の時間が持てるようになったので，今のうちに好きなことをやりながら，仕事もそれなりに頑張りたいと考えています．昔に比べたら院長に有給休暇届けを出すことが増えましたが，快く認めていただけるので，人生を楽しむ時間を味わうことができています．

　仕事に対するやる気を維持するのは正直大変ですが，私のやる気を引き出してくれる大切な存在がいます．それは私の宝物の一人娘です．娘の矯正治療や検診は，私が勤務していた歯科医院にお願いしていました．通院時に私が働く姿を見て影響されたようで，2021年に歯科衛生士の

資格を取得して，私が以前お世話になった先生の歯科医院で働いています．予防世代の娘は私より知識が豊富で，新しいことに意欲的にチャレンジしていますから，娘からいろいろと教わり日々の診療に取り入れています．娘の存在が私の励みになり，仕事に対して気持ちが引き締まります．年齢に関係なく尊敬できる娘の存在は大変嬉しいものです．

　歯科衛生士のキャリアは長い私ですが，いつまでも成長することを止めずに患者さんに必要とされる歯科衛生士でありたいと願っています．もちろん，娘に恥ずかしい姿を見せたくないので，これからも益々楽しく一生懸命に歯科衛生士をしたいと思います．

第5章

これからの歯科医院と歯科衛生士の働き方

東京科学大学摂食嚥下リハビリテーション学分野
歯科医師 森豊理英子

❶ 超高齢社会と今後の歯科医院へのニーズ

　超高齢社会を迎えたわが国の歯科医院は**訪問診療**，**摂食嚥下リハビリテーション**，さらに**オンライン診療**といった新たなサービスの提供が求められています．これらのサービスを効果的に提供するためには，今までなかった知識を有する必要があります．本稿では，最初に基礎知識を提供した後に具体的な症例をご紹介していますが，症例を読んでから基礎知識に戻って調べることができるようにしています．本文中の丸数字は症例と紐づいているので基礎知識を飛ばして症例からお読みいただいても大丈夫です．

❷ 疾患の基礎知識

1) 生活機能を低下させる疾患

　65歳以上の高齢者における要介護の原因となる疾患には，認知症（18.1％）や脳血管疾患（15.0％），フレイル（13.3％），骨折・転倒（13.0％）が多く[1]，他には心疾患，パーキンソン病などの神経筋疾患があります．要介護者の全身状態を悪化させる主たる疾患と口腔衛生管理時の注意点について項目別に説明します．

(1) 認知症[2]

　認知症は，後天的に脳が障害を受けることにより一度獲得された知的機能が慢性持続性に低下し，日常・社会生活に支障をきたす状態のことをいいます．認知機能の低下が年齢相応以上にみられるものの，認知症の診断には至らず，日常・社会生活には明らかな支障が認められない状態は軽度認知障害（MCI: Mild Cognitive Impairment）といいます．認知症の原因疾患で最も多いのはアルツハイマー型認知症で，他にレ

ビー小体型認知症，血管性認知症，前頭側頭型認知症などがあります．
　認知症は，脳が変性したことにより直接的に生じる中核症状と，その中核症状の影響で，行動や精神に障害をきたした周辺症状（BPSD: Behavioral and Psychological Symptoms of Dementia）があります．アルツハイマー型認知症の中核症状には，記憶障害，見当識障害，注意障害，失語（言語機能の障害），失行，失認，遂行機能障害があります．記憶障害は，昔の記憶よりも最近の記憶である食事をしたことやどこかに出かけたといった"エピソード記憶"が障害される一方，楽器の演奏や自転車の乗り方など身体が覚えている"手続き記憶"は障害されにくいとされます．見当識障害は，今がいつか，自分が今どこにいるかといった時間や場所，人物などの状況を判断できなくなります．失行とは，運動機能の異常がないにも関わらず，目的とする行為ができないことをいいます．また感覚器官に異常がないにも関わらず，脳内に伝えられた感覚情報を正確に知覚できないことを失認といいます．尚，BPSDには，心理症状として幻覚，妄想，抑うつ気分，不眠，不安，行動症状として，身体的攻撃，暴言，徘徊，焦燥，不潔行為などがあります．

※口腔衛生管理時の注意点 [3,4]

　認知症患者さんの行動パターンや特徴を把握してケアに活かしましょう．長期記憶は残るので，過去に関する話をするとコミュニケーションがとりやすくなります．短期記憶の障害を表す予約間違え，説明したことをすぐ忘れるなどが多くなったら，家族やケアマネジャーに共有すべきです．認知機能が軽度に低下すると，口腔衛生状態にムラが出ます．症状が進行すると，セルフケアだけでは口腔衛生状態はさらに悪化します．やがて，周辺症状により拒否などが起こると，うがいも困難となり一層口腔環境が悪化します．拒否に対しては，行動の意図を端的に説明することや，口腔以外の部分から触れてみるなど工夫が必要です．最終

的には全介助となり，ケアの難易度は上がるので，誤嚥や窒息などに配慮しながら，専門職の介入を増やすのも良いと思います．

（2）脳卒中[5, 6]

　脳卒中には脳の血管が詰まるタイプの脳梗塞，脳の血管が破れるタイプのクモ膜下出血，脳出血があります．そして，意識障害，運動障害，感覚障害，視野障害，失語症および構音障害，高次脳機能障害，摂食嚥下障害など様々な後遺症があります．急性期に摂食嚥下障害が出現する頻度は高く[5]，その症状は経時的に変化し，基本的には軽くなる人が多いことを知っておきましょう．少し難しいかもしれませんが，大脳の障害による運動麻痺を説明します．右の大脳が障害されると左に麻痺が，左が障害されると右に麻痺が生じます．手足の運動神経を伝える経路は大脳皮質を起点とし，下行して延髄で交叉して反対側の脊髄を下行し，脊髄から筋肉に向かう運動神経を支配するため反対側に麻痺が生じます（①）．それに対し，咀嚼や嚥下に関わる領域は両側性の支配を受けているため，大脳の片側の障害だけでは麻痺が出にくいです（②）．

　次に大脳より下の部分の障害による運動麻痺を説明します．運動神経は大脳皮質から脊髄または脳幹まで軸索を伸ばし，シナプスを形成する中枢神経と，上から指令を受けて手足や顔を動かす末梢神経からなります（図1）．

　末梢神経である脳神経のうち，顔面，口腔や咽頭の領域が障害されると，頬や舌の筋肉が動かしにくくなったり感覚が低下するため，食べかすや汚れが麻痺側に残留しやすくなります．

※口腔衛生管理時の注意点

　脳卒中後遺症の患者さんは降圧薬で血圧は調節されているかもしれませんが，血圧の変動を避けるため，ストレスを与えないように配慮する必要があります．抗血小板薬や抗凝固薬を服用しているので，口腔ケア

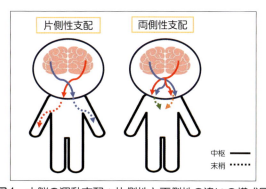

図1　大脳の運動支配：片側性と両側性の違いの模式図
大脳は主に手足は片側性に，咀嚼や嚥下に関わる領域は両側性に支配している．
大脳の指令は中枢神経から末梢神経へと乗り換える．

時にも出血しやすい可能性があります（③）．身体に麻痺があると，体幹の安定が得られず，麻痺側に身体が倒れやすいので，姿勢を補正して楽な姿勢をとれるようにしましょう．また上肢に麻痺があるとセルフケアが困難になります．口腔内の感覚が低下していると，食べかすが残っていることもあります．器具や姿勢の工夫や利き手交換など，個人に合わせた口腔管理方法を検討するのが良いと思います．

（3）パーキンソン病[3, 6]

　神経難病と呼ばれる病気のうち最も多いのがパーキンソン病で，10万人に100〜180人程度，発症年齢は50歳以上でおこることが多く，高齢化に伴い世界的に急増している状況は「パーキンソンパンデミック」と呼ばれ，警鐘を鳴らされています[7]．ドパミンという神経伝達物質が欠乏することが原因で，スムーズな運動ができなくなります．安静時振戦（ふるえ），筋固縮（筋肉のこわばり），寡動（動作が緩慢になる），姿勢保持障害（前傾姿勢，転びやすいなど姿勢を保てなくなる）が四大症状で，進行は緩徐です．その他の運動症状には足を前に出すことがで

きなくなるすくみ足，前かがみで床をするように小刻みに歩く小刻み歩行などがあります．また自律神経症状として便秘や排尿障害，起立性低血圧，抑うつなどの精神症状や睡眠障害，嗅覚の異常などがあります．Hoehn-Yahr の重症度分類というものがあり，Ⅲ度以上かつ生活機能障害が 2 度以上で，生活に介助を要する状態になると医療費助成制度の対象となる特定疾患（指定難病）に認定されます（図2）[3]（①）．治療は薬物による対症療法が主ですが，長期服用により効果が短くなり，次の薬を服用するまでに症状が出てくる wearing off 現象，内服時間に関係なく病の症状が出る on-off 現象がみられるようになります（②）．

　パーキンソン病の嚥下障害にはサブスタンス P という物質が関与します．咳反射や嚥下反射が良好な患者さんでは咽頭のサブスタンス P

ヤール重症度分類		生活機能障害度分類	
【Ⅰ度】	症状は片方の手足のみ	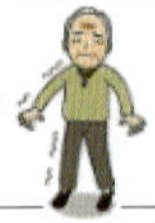 【1度】	日常生活，通院にはほとんど介助を要さない
【Ⅱ度】	症状は両方の手足に．歩行障害はなし 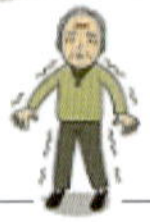		
【Ⅲ度】	姿勢反射障害や歩行障害が加わる	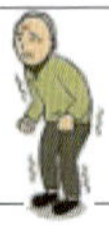 【2度】	日常生活，通院に介助を要する
【Ⅳ度】	起立，歩行は可能だが，非常に不安定．介助が必要 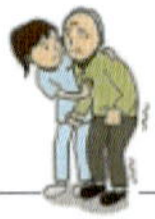		
【Ⅴ度】	車いすか，ほとんど寝たきり	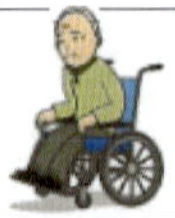 【3度】	日常生活に全面的な介助を要し，歩行・起立が困難

（文献3引用）

図2　Hoehn-Yahr の重症度分類と生活機能障害分類

濃度は高く，不顕性誤嚥（下記，誤嚥性肺炎参照）が多い患者さんではその濃度が低い[8, 9]ということが明らかにされています．つまりパーキンソン病の患者さんでは嚥下・咳嗽反射が弱まり，不顕性誤嚥が生じるため，誤嚥性肺炎などの感染症が直接死因になることが多いです[10]．

※口腔衛生管理時の注意点

症状の日内変動が多いですが，その場合薬の服用が適切にできているかを確認しましょう．また，食べ物などと一緒に薬が口の中に残っていないかもよく観察してみてください．ベッドサイドで診察する場合は，患者さんを急に起こすと自律神経障害により起立性低血圧が生じやすいことにも注意が必要です．

また便秘しやすいため，しばしば酸化マグネシウムが処方されますが，この薬はパーキンソン病治療薬であるレボドパと反応して黒色に変色し吸収されなくなります[8]．口腔粘膜が黒くなっていることを発見したら，服薬状況を確認し，かかりつけ医に相談すると良いでしょう．

2）口腔衛生状態低下により起こりやすい疾患

(1) 誤嚥性肺炎

誤嚥は，食べ物や唾液が気管に入る現象で，これが肺に達し炎症を起こすと誤嚥性肺炎となります．通常，誤嚥時には咳反射が働き異物を排出しますが，"不顕性誤嚥"では咳が出ないため，本人や周囲も気づかずにいることがあります．この状態が続くと，突然の発熱とともに肺炎を発症するリスクがあります．高齢者介護施設で看護師や介護士による日常の口腔清掃を継続した群と，日常の口腔清掃に加えて週に1〜2回の歯科医師または歯科衛生士による専門的な口腔衛生管理を介入した群で，肺炎の発症率，発熱日数，肺炎による死亡者数を比較した研究があり，いずれも専門的な口腔衛生管理介入群では有意に低いことを示し

ています[11, 12]．また，肺炎予防のための歯科専門職による口腔衛生管理の費用対効果は高いことも明らかになっています[13]．

　つまり歯科衛生士による専門的な口腔衛生管理は重要であり，口腔内を清潔に保つことで誤嚥性肺炎のリスクを減少させ，また医療費を削減するという観点からもその価値がさらに高まります．

（2）糖尿病

　2021年に日本の糖尿病患者は約1,100万人に達し，日本は世界で9番目に糖尿病患者が多い国とされます[14]．糖尿病にはいくつかの病型があり，1型糖尿病はインスリン依存型とも呼ばれ，自己免疫疾患などによりインスリン分泌細胞が破壊されるものです．2型糖尿病は遺伝的要因，過食，運動不足などの生活習慣が重なって発症するもので，2型糖尿病が糖尿病の大部分を占めます．糖尿病が進行すると糖尿病網膜症，糖尿病腎症，糖尿病神経障害が出現し，さらに脳梗塞や心筋梗塞など生命に関わる病気を引き起こすことも知られています．そして，私たちに一番関係が深く，第6の合併症ともいわれているのが歯周病です．また，糖尿病と歯周病は互いに負の影響を与えることは広く理解されています．

　「糖尿病患者の歯周病治療ガイドライン」には，高齢の糖尿病患者では血糖コントロール（血糖値を適切な範囲に維持すること）が不良だと，歯周病が重症化しやすく，また，高齢の糖尿病患者に対して歯周治療が奏功し，その治療効果は血糖コントロールに依存すると書かれており，高齢者に対するエビデンスも示されています[15]．糖尿病患者さんを診る時には，歯周病や口腔衛生状態をよく確認し，歯周治療を行うことに加え，患者さんの糖尿病の病態を把握するために糖尿病の主治医と連携することが推奨されます．糖尿病の指標の1つであるHbA1cの改善も確認しましょう．

❸ 今回の症例で用いた評価法や口腔管理

　高齢者を診察するときのポイントとして覚醒レベルと栄養状態，また，本症例で用いた口腔衛生・機能管理について簡単にまとめます．

1）覚醒レベル

　まずは，患者さんが目を開けてきちんと起きているかを確認してください（①）．意識の低下は，認知症や血圧の変動，内科的な疾患，脱水や栄養状態の不良，また睡眠薬の効果が持ち越されている場合，抗てんかん薬など薬の副作用によるものなど多くの原因が考えられます．脱水になると，体内の血液量が減少することで，脳への血流が低下し意識障害をもたらします．訪問歯科診療時に私たちは，舌や口腔内の乾燥，皮膚の乾燥をチェックして脱水を確認することができます．

2）栄養状態

　要介護度が高いほど低栄養になりやすいとされます．低栄養は免疫機能を低下させ，感染症にかかりやすくするほか，創傷の治癒も遅れます．さらに，筋肉量が減少し，転倒や骨折のリスクを増加させ，体力の低下，活動量の低下，そして食欲の減少を招く悪循環を引き起こします．高齢者の栄養状態を把握する方法はいくつかありますが，広く用いられているものはBMIで，体格指数（BMI：Body Mass Index）の計算式はBMI＝体重（kg）/身長（m）×身長（m）です．18.5（kg/m^2）未満は痩せとみなされます．65歳以上では，理想のBMI範囲は21.5～24.9（kg/m^2）とされます[16]（①）．

3）経口摂取をしていない高齢者の**口腔衛生管理**（①）

　経口摂取をしていない高齢者は適切なケアができていないと，口腔は乾燥し，口腔衛生環境が悪くなります．残存歯の状態や歯肉腫脹，プラーク，痂皮，痰の付着，舌苔，粘膜に潰瘍や異常がないかをチェックします．特に上顎の前歯の裏側，軟口蓋や下顎の舌側の汚れが見落とされがちなので，ペンライトなどを使ってよく確認することが大切です．痰の色や粘性にも注意しましょう．通常無色からやや白色ですが，感染がある場合は黄色～緑がかった痰が見られることがあります．口腔内を保湿した後，口腔清掃を行ってください．痰や唾液の吸引器を導入している場合は吸引器に接続できる歯ブラシを使用すると効果的です．経口摂取をしていない患者さんの中には「口から食べていないから，歯を磨かなくてもいいと思った」と考える方もいますので要確認です．

4）舌圧測定

　舌は咀嚼や嚥下に重要な役割を果たします．舌圧は，JMS 舌圧測定器（㈱ジェイ・エム・エス）を用いて測定できます．舌圧検査は，上顎と舌の間にバルーンを挿入し，口唇を閉じてバルーンを押しつぶす力を測定します（図3）．30kPa 未満で低舌圧，20kPa 未満となると摂食嚥下障害に相当するとされます[17]（①）．また，次の５）に記載する舌接触補助床（図4）の適用判断やその効果判定を行う時にも使用します．

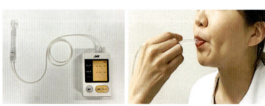
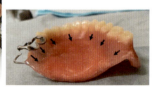

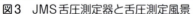

図3　JMS舌圧測定器と舌圧測定風景　　　図4　義歯型PAP

5）舌接触補助床（PAP：Palatal Argumentation Prothesis）

舌の著しい運動障害や萎縮による容積の低下により，舌と口蓋の接触が不十分な患者さんには分厚い床を有した舌接触補助床（PAP）を作成する場合があります（①）．既存の義歯にPAP形態を付与した義歯型のPAPもよく用いられます．

❹ オンライン診療

1）遠隔医療の形態について[18]

遠隔医療とは「情報通信機器を活用した健康増進，医療に関する行為」を指し，**オンライン診療**，オンライン受診勧奨，遠隔健康医療相談が含まれます．オンライン診療は遠隔医療のうち，医師―患者間において情報通信機器（ICT：Information and Communication Technology）を通して患者の診察および診断を行い，診断結果の伝達や処方などの診療行為をリアルタイムに行う行為のみを指すことを知っておきましょう（図5）．また，医師と医師間のD to D（Doctor to Doctor），医師と患者間のD to P（Doctor to Patient）でオンライン診療をするモデルがあります．患者さん側に特定の職種がいる場合にはD to P with

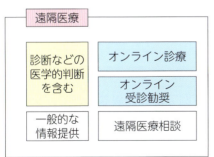

図5　遠隔医療と**オンライン診療**の関係

（文献18を改変）

D（Doctor to Patient with Doctor），D to P with N（Doctor to Patient with Nurse），D to P with DH（Doctor to Patient with Dental Hygienist）などと記載します．

2）歯科医療におけるオンライン診療

　歯科分野では口の状態や食事状況を観察し，それに基づく指導をオンラインで行うことが有用だという報告があります[19]．厚生労働省のICTを活用した医科歯科連携の検証事業では，「Dentist to P with DH（Dental Hygienist）」モデルについて検討しています[20]．このモデルでは，患者側に歯科衛生士が立ち会うことでICTを導入しやすくなり，具体的には体調や服薬状況の確認などの問診，患者さんの表情や姿勢などの外部評価，口腔内の状態や口腔機能の評価が可能です．もちろんリアルタイムで歯科衛生士からカメラでは映しにくい部分についても情報を得られるため，早期のトラブル対応や継続的な管理も可能となります（①）．地域医療においてもD to P with Dモデルを採用することで，地方の開業医も嚥下障害など専門的な治療が必要な患者さんに対して，安心して医療サービスを提供できるようになります[21]．このような連携を進めることで，オンライン診療の適用範囲は広がり距離の制約を超えて患者さんに専門医療を提供することが可能となるでしょう．

❺ 症　例

　2症例を紹介します．それぞれの症例で視点が異なるので，シチュエーションの簡単な図を載せています．また，前の頁に戻って知識を確認できるよう大項目，小項目，丸数字を記載していますので，是非活用してみて下さい．

1）専門外来診療と訪問歯科診療を併用して口腔衛生管理を行った症例

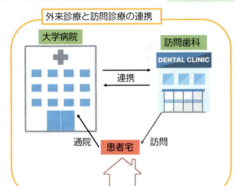

　86歳男性．20XX +5年，「食べる練習をしたい」を主訴に大学病院の外来を受診した．既往は，脳梗塞（20XX-10年）があったが，発症当時は著明な嚥下障害なく［2-1)-(2)-②］，経口摂取可能であった．その後，20XX年に左側中咽頭癌となり，放射線治療を受けた．放射線治療の後遺症により経口摂取ができなくなり，胃瘻を造設した．朝昼夕の3食とも経管栄養で管理されていて，ほぼ経口摂取はしていなかった．内服薬はシロスタゾール（抗血小板薬），アムロジピンベシル酸塩（降圧薬）．BMIは21.1で栄養状態良好［3-2)-①］．口腔内は齲歯多数あり，プラーク付着，歯肉腫脹，全体に乾燥・痂皮・痰の貯留著明で悪臭が強かった（図6）．口腔機能は舌圧が2.7（kPa）であった［3-4)-①］．ADLは軽度の左片麻痺があり，ゆっくりであれば歩行可能でほぼ自立していた［2-1)-(2)-①］．嚥下内視鏡・嚥下造影検査を行ったところ，ゼリーは口腔から咽頭へ舌で送り込むことが難しく，口腔内に残留し液体は誤嚥した．まず，患者の妻に口腔清掃方法を指導し，最初の1カ月は口腔衛生管理［3-3)-①］で週に1回外来通院を開始した．この間，外来でPAP（図7）の作製を行った［3-5)-①］．

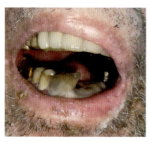
図6 初診時
口腔内の痰の貯留，口腔周囲の痂疲の付着を認めた．

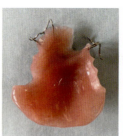
図7 PAP

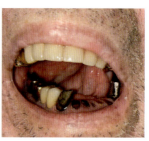
図8 口腔衛生状態が改善された

　しかし，自宅が遠方で高齢夫婦での頻回な通院は困難であり，週に1度の介入では口腔衛生状態の改善が見込めなかったため，訪問歯科診療の導入を行った．訪問歯科医師A先生に嚥下機能に関する情報を共有し，週1回の口腔衛生管理を依頼した．訪問歯科衛生士Bさんは A 先生の指示のもとで口腔衛生管理を行い，さらに，患者の妻に対してブラッシング指導も行った．妻はブラッシング時の出血を恐れていたが［2-1)-(2)-③］，Bさんの指導により安心して行えるようになった．劣悪だった口腔環境は少しずつ改善した．初診から2カ月後，安定してきたところで，A先生に実際に食べ物を用いた食べる練習を在宅でも行うよう依頼した．外来を2カ月に1回受診し，定期的な嚥下機能検査やPAPの調整を続けた．訪問歯科診療も週1回のペースで行った．外来で得られた情報を共有し，現場の訪問歯科医師，訪問歯科衛生士と協力して在宅環境でどのように食べる練習を進められるかを考え，姿勢や食具などを工夫した．20XX+3年，妻による口腔清掃スキルも上達し，乾燥・痂皮・痰は減少し，口腔衛生状態は改善され（図8），舌圧はPAP使用時 8.7（kPa）であった．3食の経管栄養を続けながらも，毎日ペースト食ととろみ水を自由に経口摂取できるようになった．

摂食嚥下リハビリテーションの専門歯科医師と開業医の歯科医師・歯科衛生士が協働したことにより，高齢夫婦の生活環境への配慮が行き届き，治療効果を高められた．

2) オンライン診療（D to P with DH）により患者からの緊急の依頼に迅速に対応できた症例

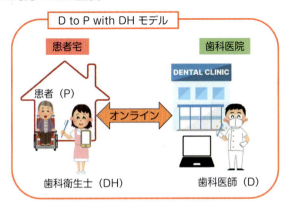

　83歳女性．20YY年，患者の娘が定期的な口腔衛生管理を希望し，訪問歯科診療を開始した．既往は，パーキンソン病でHoehn-Yahrの重症度分類はⅤ度であった［2-1）-(3)-①］．20YY-1年に，誤嚥性肺炎を発症し，入院時に胃瘻を造設した．退院後は，胃瘻で栄養管理をしながら，熱心な娘の介助により毎日手作りのペースト食少量を経口摂取していた．内服薬はレボドパ（パーキンソン病薬）で，時間帯によっては，口腔の動きが悪く，経口摂取が進まない日もあった［2-1）-(3)-②］．

　20YY+1年のある日，「食べさせようとした時に口の中を見たら，歯ぐきから出血しているので急いでみてほしい」との電話があった．電話を受けた日は，訪問歯科衛生士は訪問を予定していたが，歯科医師は他の患者の予約が入っており，その日の対応が難しかったため，歯科衛生

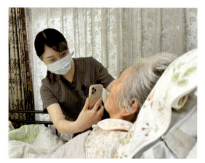 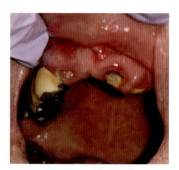

図9　歯科衛生士がスマートフォンで口腔内撮影を行っている

図10　口腔内画像

士とスマートフォン上でオンライン診療（図9）を行うこととなった［4-2)-①］．訪問時患者はいつも通り閉眼し，声をかけると目を開け［3-1)-①］，通常と変わらない．歯科衛生士が確認した時には，出血はおさまっていた．歯科医師もオンラインでカメラ越しに確認したが，残根周囲に歯肉腫脹はあるものの，明らかな出血はなかった（図10）．歯科医師のオンライン診療が終了した後，歯科衛生士は口腔清掃を行った．歯科衛生士が話をよく聞くと，食後，患者の口があまり開かない中，無理やり歯ブラシをして，それにより一時的に出血したのではないかということがわかった．娘は歯科医師の確認も得られ，歯科衛生士に直接話をすることで安心を得ることができた．

　この症例では，患者は重篤な状態には至っていないが，疾患を抱える高齢患者とその家族にとって，オンライン診療による迅速な対応は日常生活を安心して送るための重要な支援となることが期待される．

❻ まとめ

　一般外来では経験することが少ないような症例に対して**訪問歯科診療**や**摂食嚥下リハビリテーション**，**オンライン診療**を行うにあたり，どのような知識が必要か，そしてそれを実際にどう生かし，歯科衛生士がどのように関わることができるのかについてまとめてみました．もし，もっと知りたいことがある場合には専門的な書籍をお読みいただければと思いますが，今回は超高齢社会に直面した時にもできることがあるということを知っていただけましたら幸いです．

〈文　献〉
1) 内閣府：令和元年版高齢社会白書（全体版）https://www8.cao.go.jp/kourei/whitepaper/w-2019/html/zenbun/s1_2_2.html
2) 日本認知症学会：認知症テキストブック，中外医学社，2018．
3) 戸原　玄：DHstyle 増刊号　シニア世代のお口を守り健康長寿に導くプロを目指そう，101：51，54，2014．
4) 平野浩彦，枝広あや子，本橋佳子：歯科医院で認知症患者さんに対応するための本　ガイドラインに基づいた理解・接遇・治療・ケア，医歯薬出版，2019．
5) 多職種連携で行う脳卒中患者の口腔機能管理マニュアル https://www.tmd.ac.jp/medhospital/topics/180905/manual.pdf
6) 病気が見える，Vol.7（脳・神経），第 2 版，メディックメディア，2019．
7) 難病センター，パーキンソン病（指定難病6）https://www.nanbyou.or.jp/entry/169
8) 野原幹司：シンプルなロジックですぐできる薬からの摂食嚥下臨床実践メソッド，じほう，2020．
9) Yamaya M, et al.：Interventions to prevent pneumonia among older adults, J Am Geriatr Soc, Jan;49(1)：85-90, 2001.
10) 厚生労働省 https://www.mhlw.go.jp/file/06-Seisakujouhou-10900000-Kenkoukyoku/0000089954.pdf

11) Yoneyama T, et al.：Oralcareandpneumonia. OralCare WorkingGroup, Lancet, 354(9177)：515, 1999.
12) Yoneyama T, et al.：Oral care reduces pneumonia in older patients in nursing homes, J Am Geriatr Soc, Mar；50(3)：430-433, 2002.
13) Okubo R, et al.：Cost-effectiveness of professional and mechanical oral care for preventing pneumonia in nursing home residents, J Am Geriatr Soc, Mar；71（3)：756-764, 2023.
14) https://diabetesatlas.org/idfawp/resourcefiles/2021/07/IDF_Atlas_10th_Edition_2021.pdf
15) 日本歯周病学会編：糖尿病患者に対する歯周治療ガイドライン 改定第3版 2023，医歯薬出版，2023．
16) 日本人の食事摂取基準（2020年版）「日本人の食事摂取基準」策定検討会報告書 https://www.mhlw.go.jp/content/10904750/000586553.pdf
17) 菊谷　武：歯科診療室におけるオーラルフレイルへの対応，老年歯科医学，31(4)：412-416, 2017.
18) 総務省情報流通行政局情報流通振興課情報流通高度化推進室：遠隔医療モデル参考書―オンライン診療版―令和2年5月．
19) 森豊理英子，中川量晴，戸原　玄：摂食嚥下リハビリテーションにおけるオンライン診療の有効性，第25回日本遠隔医療学会学術大会，ハイブリッド開催，2021．
20) 中央社会保険医療協議会 総会（第504回）議事次第，令和3年12月10日オンライン開催．
21) 戸原　玄，中川量晴：訪問診療での歯科臨床 在宅歯科医療資源をさらに高める Clinical Questions と Questions & Answers，医歯薬出版，2020．

第6章

トリートメントコーディネーター®育成の立場から

医療法人はなぶさ会／東京科学大学顎顔面補綴外来
歯科医師　照山　裕子

❶ はじめに

　私は2000年に日本大学歯学部を卒業，大学院博士課程および東京医科歯科大学病院勤務を経て，一般歯科医院での勤務を続けております．大多数の歯科医師が早い段階で個人開業という選択をする中，こうした立場の歯科医師は稀有な存在なのかもしれません．

　大学病院を退職した段階ですでに30代半ばだったこともあり，分院長や医療法人理事という役職を担うことがほとんどでした．企業からの依頼で歯科医院の立ち上げも複数経験し，歯科医療従事者向けの院内研修なども行ってきました．こうした経歴に加え，なにより私が「女性」歯科医師であるという特徴から生まれた縁で，日本歯科トリートメントコーディネーター協会の認定講師として毎年教壇に立たせていただいております．実際の医院勤務で延べ1,000人以上の歯科衛生士と関わってきた経験から言えることは『歯科医院は小さな村である』という現実です．郷に入れば郷に従えという諺がありますが，村のルール（院内規則）が明確であればさほど混乱することはありません．村長（すなわち院長や理事長というリーダー）の信念がいかに浸透しているか，村の住環境（医局や休憩室など）が整備されているかという点もシンプルですが，非常に重要なポイントになってきます．

　院長先生方のお悩みの大半は『院内の人間関係』です．きっと真面目に誠実にスタッフのことを考えているからこそ，日々頭を抱える出来事が生じるのではないかと思います．採用がうまくいかない，雇用しても継続しないからと，自ら何でもこなす先生も少なくありません．しかし診療効率を考えると，やはりマイナス面が大きいです．

　本章は，「どんな人に引っ越してきて欲しいか」「長く住み続けたいと感じてもらえる場所を作れているか」という視点で，リラックスして読んでいただければ幸いです．

❷ 院内ルールを明確に

　学生時代を思い返すと，お金はなくとも自由がありました．気の合う仲間と共に過ごし，遊び，語るだけで時間を過ごすことができました．ところが社会人になると，給与が保証される代わりに好きなことができなくなるという現実を知ります．雇用される身分では人間関係を選べないという点が理解できない，自分の当たり前と医院の当たり前は違うのだという認識がないケースも多々あります．

　よくある例を挙げると，始業時間に遅れてしまう場合の対応方法です．遅刻をする際の一般的なビジネスマナーは『上司へ電話連絡』です．しかし近年，メールや LINE などさまざまな伝達手段が増え，日常生活の中で手軽に使えるツールとなっています．医院が開く時間まで留守電になっているような勤務先ではこうした方法を取らざるを得ません．遅刻の原因が交通機関の乱れであれば電話をかけることができないでしょうから，代わりに「どんな状況で」「どの程度の遅れが予測されるか」を適宜伝えることが必要になってきます．このような場面でもスムーズに業務が進むよう，院内ルールを明確にしておきましょう．入職の時点で明確にしておくと良いと思われる事例をあげてあります（図1）．

	院長	スタッフ
挨拶の言葉・タイミング		
声のトーンや大きさ		
身だしなみ・足音		
報連相の手段		
仕事開始前〇分前行動		
懇親会・食事会のルール		
休憩時の過ごし方		

院長の理想と，スタッフ側の意見をすり合わせておく

図1　院内ルールチェックリストの例

❸ 医療の本質とコミュニケーション

　院長先生が，そもそもどんな歯科医療を提供したいか．理解しているスタッフはどれだけいるでしょうか．診療している姿や患者さんとの対話だけで尊敬される院長であれば問題ないのですが，残念ながら全スタッフに伝わることは難しいのが現実だと思います．普段からどれだけ，周りにメッセージを伝えているかがポイントです．

　下記のような例を通して，医療機関が目指す方向性を繰り返し確認しておくことはとても重要です．

例）✓患者さんへの説明・治療計画の統一
　　✓リコール時に確認してもらいたい事項の共有（口腔粘膜の観察など）（図2）
　　✓SNSを利用した発信の仕方

　普段から**理念**の共有がなされている場合，医療**コミュニケーション**も円滑になります．院内セミナー等で共有すると反応が良いワークの例も挙げておきます．相手が自分から答えを見つけ出すためのコミュニケーションを取り，相手に多くを語ってもらったうえで可能性を指示していく．こうした関係性を築けるとクリニック内でのコミュニケーションロスが防げます（図3～7）．

上顎口腔前庭（臼歯部）	
口唇の内側の粘膜	
頰粘膜	
口蓋・軟口蓋	
下顎口腔前庭	
口底・下顎歯肉	
舌	

図2　口腔粘膜観察部位

❹ 女性が過ごしやすい職場づくり

　近年，フェムテック（Femtech）という単語を見かける機会が増えています．「フィーメイル (female)」と「テクノロジー (technology)」を掛け合わせた造語で，Wikipedia では「女性の健康の課題をテクノロジーで解決する製品やサービスのこと」と表記されています．生理痛や PMS（月経前症候群）による労働力の低下が招く経済損失は年間で 6,828 億円にも上ると言われており，働き方改革の1つの柱となる「女

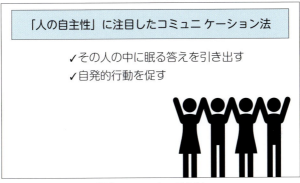

図3　コーチングとは

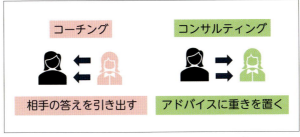

図4　コーチングとコンサルティング

```
✓ コミュニケーションスキルとして
　　クライアント 対 医療従事者　　スタッフ同士

✓ 教育・指導への応用
　　新人やスタッフの目標達成法として
```

図5　医療分野への応用

```
1. 自分のキャラクターを知る
2. 自分に合った理想モデルを設定する（モデリング）
3. コミュニケーション・セルフチェック表でイメージしながら
   ゴールを具現化する
4. 現実把握し，比較検討する
```

図6　マイ・コミュニケーション・ゴールを導き出すために

```
1. あなたはどんなコミュニケーションが理想ですか？



2. どんな言葉で表現すると，自分に無理なくぴったりくるでしょう？



3. あんなふうになりたいと思える人はいますか？
   いたら具体的にその人の真似したいところを書き出してみましょう．


```

図7　コミュニケーション・セルフチェック表

性活躍推進」を図るためにも大変注目されている分野です．女性と男性では体の構造が異なります．生理・妊娠・更年期など，女性特有の課題にフォーカスをあてた製品やサービスを扱うフェムテック市場は2021年頃から活発になりましたが，ヒット商品の代表例が「吸水ショーツ」です．これだけを見ても，勤務中に思うようにトイレに行けない女性がたくさんいるという現実を示しているといえます．

　私はこれまで，数多くの歯科医院が誕生する場に立ち会っていますが，女性特有のトイレ事情をふまえてクリニックを設計したという先生には残念ながらひとりもお会いしたことがありません．しかしながらクローズドな集まりの，女性歯科医師や歯科衛生士の間のこのような悩みのように歯科衛生士をはじめとする女性スタッフが長く健康で働けるよう，こうした時代の変化にアンテナを張り，快適に勤務ができる環境整備をしていくことも，これからの歯科業界には大切な要素だと私は考えています．

　　参考HP：フェムテックを活用した働く女性の就業継続支援（METI/経済産業省）

索　引

●あ

院長の性格　10, 13
院長の性格・特性　9, 73, 75
院内ルール　107
オンライン診療　88, 97, 101, 102, 103

●か

環境　58, 60
環境向上　62
環境整備　51, 111
環境づくり　7
管理会計　25
帰属意識　43
キャラクター　110
給与　9, 10, 13, 31, 37, 61
給料　35
教育環境　37
共通の目的　19
協働　59
業務負荷　9, 10, 75, 80
勤務時間　31, 40, 52, 75, 80
勤務条件　67

口腔衛生管理　89, 90, 93, 94, 96, 99, 100, 101
貢献意欲　19
コミュニケーション　19, 52, 55, 108, 110
雇用条件　7, 51, 55
コンプライアンス　9

●さ

財務諸表　25
産休・育休制度　77
情報共有　18
職場環境　81, 85
人材　65
人材育成　69
人事評価　21, 74, 78
スキルアップ　83, 84
成功体験　43
成長　13, 59
成長阻害　74
摂食嚥下リハビリテーション　88, 103
組織文化　23

組織目標　69

●た
待遇　36, 39, 41
デジタルコミュニケーション　19

●な
人間関係　9, 13, 15, 31, 39, 41,
　　46, 73, 75, 77, 85, 106

●は
ビジョン　16
評価基準　78
訪問歯科診療　100, 103
訪問診療　88

●ま
周りから認められた存在　17
モチベーション　17, 35, 36, 43,
　　51

●や
やりがい　6, 43, 79, 84
有休　52
有休活用　31

有給休暇　37, 40, 74, 75, 84
有休取得のルール　20

●ら
ライフステージ　45
理念　13, 16, 21, 31, 59, 73, 108
レバレッジ　29
労務管理　69

●わ
ワークバランス　45
ワークライフバランス　15, 78,
　　85

●数字
1on1 ミーティング　17

●英語
LTV（ライフタイムバリュー）
　　3

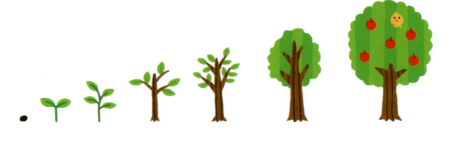

監　修

菊島大輔
医療法人社団メディカル・インテグレイション ブルーリーフ歯科

照山裕子
医療法人はなぶさ会，東京科学大学顎顔面補綴外来

戸原　玄
東京科学大学摂食嚥下リハビリテーション学分野

人材がカギ！ 歯科医院の成長戦略

2024年12月12日　第1版第1刷発行

　　　　　監　修　菊島大輔・照山裕子・戸原　玄

　　　　　発　行　一般財団法人　口腔保健協会
　　　　　　　　　〒170-0003　東京都豊島区駒込1-43-9
　　　　　　　　　電話　03-3947-8301
　　　　　　　　　振替　00130-6-9297
　　　　　　　　　http://www.kokuhoken.or.jp/

乱丁・落丁の際はお取り替えいたします．　　　　　印刷・製本／ビードット

© Daisuke Kikusima, et al. 2024. Printed in Japan
ISBN978-4-89605-396-8 C3047

本書の内容を無断で複写・複製・転載すると，著作権・出版権の侵害となることがありますのでご注意ください．

|JCOPY|〈(社)出版者著作権管理機構　委託出版物〉

　本書の無断複写は著作権法上での例外を除き禁じられています．複写される場合は，そのつど事前に（一社）出版社著作権管理機構（電話 03-5244-5088, FAX 03-5244-5089, e-mail: info@jcopy.or.jp）の許諾を得てください．